CARO(A) LEITOR(A),
Após a leitura, siga-nos no **linkedin.com/company/editora-gente**,
no TikTok **@EditoraGente**
e no Instagram **@editoragente**
e visite-nos no site **www.editoragente.com.br**.

GENINHO GOES

PAi CiÊNCiA

LIÇÕES PRÁTICAS DE UMA FAMÍLIA INSPIRADORA E NADA CONVENCIONAL

PREFÁCIO DE **ROBERTA E TAÍS BENTO**
APRESENTAÇÃO DE **ALEX MONTEIRO**

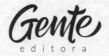

Diretora
Rosely Boschini

Gerente Editorial
Rosângela de Araujo Pinheiro Barbosa

Editora Júnior
Natália Domene Alcaide

Edição de Texto
Carolina Rocha

Assistente Editorial
Mariá Moritz Tomazoni

Produção Gráfica
Fábio Esteves

Preparação
Ivan Nery Cardoso

Capa, diagramação e projeto gráfico
Maurício Nisi Gonçalves | Nine Design

Revisão
Gleice Couto

Impressão
Edições Loyola

Copyright © 2023 by Geninho Goes

Todos os direitos desta edição são reservados à Editora Gente.
Rua Natingui, 379 – Vila Madalena
São Paulo, SP – CEP 05443-000
Telefone: (11) 3670-2500
Site: www.editoragente.com.br
E-mail: gente@editoragente.com.br

Dados Internacionais de Catalogação na Publicação (CIP)
Angélica Ilacqua CRB-8/7057

Goes, Geninho
 Paiciência : lições práticas de uma família inspiradora e nada convencional / Geninho Goes. - São Paulo : Editora Gente, 2023.
 192 p.

 ISBN 978-65-5544-357-8

 1. Filhos – Criação 2. Parentalidade 3. Pais e filhos I. Título

23-3800 CDD 649.1

Índices para catálogo sistemático:
1. Filhos – Criação

Nota da publisher

Em todos esses anos à frente da Editora Gente, tive oportunidade de acompanhar muitas pessoas em suas jornadas de vida e de evolução e, como mãe, pude perceber o impacto da família, do afeto e da conexão – ou da falta deles – na formação das pessoas. O propósito fundamental da criação de filhos é oferecer-lhes um ambiente seguro e amoroso, onde possam crescer, se desenvolver e florescer como seres humanos. Infelizmente, muitos pais não conseguem cumprir plenamente esse papel, seja por dificuldades pessoais, desafios emocionais ou mesmo desconhecimento sobre como expressar e nutrir o amor.

Criar um filho está entre os desafios mais complexos, tamanha a responsabilidade que envolve, e, por isso, é um tema que toca profundamente o coração de todos nós. Fiquei especialmente comovida com um vídeo que viralizou na internet: aquele em que Geninho Goes conta a Maria que adotou seus irmãos. Se criar um filho já é um grande desafio, imagine cinco! Quando o original do Geninho chegou até nós, foi unânime, toda a equipe se empolgou com o projeto. Queremos levar para o mundo essa história incrível, esses ensinamentos profundos, esse propósito inspirador, essa lição de afeto.

Em *Paiciência,* você vai encontrar uma poderosa reflexão partindo desse autor excepcional e de abordagem amorosa e compassiva, além de ferramentas práticas para cultivar uma conexão profunda com seus filhos e construir relacionamentos baseados no respeito, na empatia e no crescimento mútuo. A paternidade com amor é um presente precioso que podemos oferecer às gerações futuras. Convido você a mergulhar nessa jornada de transformação. Juntos, podemos criar um mundo onde todas as crianças cresçam cercadas de amor, compaixão e segurança.

Rosely Boschini
CEO e Publisher da Editora Gente

Dedicatória

Para meus pais...
O que vivi ao lado deles, pelo tempo que me foi permitido, é o que me possibilita escrever uma nova versão de paternidade. Eles me ensinaram o que sei sobre o amor, sobre o perdão e sobre a resiliência e me deram tudo de que preciso para ser o melhor pai (também imperfeito) que meus filhos podem ter.

Para o Duda...
Minha alma companheira, meu melhor amigo, meu amor. Obrigado por ter aceitado a missão de ser pai de cinco filhos ao meu lado e por compartilhar comigo a busca por nos tornarmos seres melhores. Somos dois inteiros que se completam.

Para nossos filhos...
Acredito que, de alguma maneira, vocês nos escolheram como pais, nos adotaram. Vocês conseguem extrair da nossa alma o melhor amor que poderíamos oferecer e viver nesta existência.

Agradecimentos

Pode ser que você tenha visto um vídeo muito emocionante nas redes sociais que mostrava o momento em que contamos para nossa filha que ela tinha mais quatro irmãos e que todos fariam parte da nossa família. Ficamos conhecidos como "aqueles que se tornaram pais de cinco da noite para o dia" e depois por formar uma família afetiva e nada convencional.

Para contar esta história e mostrar tudo o que aprendemos em forma de lição, temos muita gratidão à nossa família e aos nossos antepassados, pois acreditamos que estamos realizando o sonho de muitos que vieram antes de nós, nossos pais, avós e por aí vai, que desejavam ter um lar amoroso e feliz.

Somos gratos a todas as pessoas que passaram por nossas vidas e com quem, de alguma maneira, aprendemos algo para nos tornar quem somos.

Diferente de um parto biológico, no qual você geralmente não vê nunca mais a enfermeira, em uma adoção, você cria uma relação muito linda com os anjos que acompanham sua história, então somos gratos aos profissionais do Grupo de Estudos e Apoio à Adoção Anjos da Vida, que trabalham como assistentes sociais, conselheiros, juízes, psicólogos, analistas, promotores, conselheiros tutelares, professores, coordenadores de escolas, diretores e professores. Eles estiveram ao nosso lado em momentos importantes para que nossa família fosse reunida. Além das cuidadoras que não sabemos os nomes e deram carinho aos nossos filhos até que eles chegassem até nós. Existem pessoas do bem cuidando e zelando pelas crianças quando os pais não conseguem fazer isso como deveriam.

Também agradecemos às milhares de mensagens que recebemos desde que nossa família apareceu nas redes sociais, pessoas que abriram seu coração, choraram com a nossa história, criaram esperança no amor e no ser humano.

Agradecemos aos que compartilham nossa mensagem de amor pelos filhos, porque acreditamos que um mundo melhor passa pela família, por pais mais conscientes, com filhos que sejam, acima de tudo, pessoas do bem.

Fica aqui registrada a nossa gratidão a você, que tendo a alma tocada por nossa história, faça parte desta corrente do bem da PAICIÊNCIA.

Sumário

Apresentação – *por Alex Monteiro*
  Gênio Geninho: capacitando pais e mães a exercerem a parentalidade responsável **13**

Prefácio – *por Roberta e Taís Bento* **17**

Uma conversa entre pais e mães, hoje e no futuro **20**

A chegada de um filho **34**

Paiciência **58**

A criação dos filhos não é um caminho perfeito **72**

A questão do tempo **90**

Rotina e organização **106**

Comunicação entre pais e filhos **136**

A cura do pai **154**

Apresentação

GÊNIO GENINHO: CAPACITANDO PAIS E MÃES A EXERCEREM A PARENTALIDADE RESPONSÁVEL

Apresentar o Geninho e esta obra não é uma tarefa fácil, ainda mais ao narrar sobre um assunto que é a maior missão de todo e qualquer ser humano: a parentalidade. Talvez você se pergunte: *será que ele quis dizer paternidade*? Não, embora o livro traga no título a figura do Pai, seu conteúdo revela-se como um verdadeiro manual prático que pode e deve ser aplicado por pais e mães, capacitando os leitores a exercerem a parentalidade, um processo contínuo e complexo que envolve o cuidado físico, emocional e social dos filhos desde o nascimento até a idade adulta.

Conheci Geninho em São Paulo quando ele participava da terceira turma da imersão Algoritmo de Influência, um projeto que realizo bimestralmente. Esse lugar é onde vivo minha plenitude profissional, sendo o professor que tanto sonhei, potencializando pessoas a se tornarem influentes. Sem dúvidas, é o projeto da minha vida. E digo isso não para divulgar meu trabalho, mas para que você me acompanhe neste momento e possa entender o motivo de estar escrevendo este texto.

Aquela prometia ser a pior imersão da minha história, pois, no dia anterior, devido a um fato que um dia será contado, perdi o direito de passar os finais de semana com minha filha de apenas 3 anos. No fundo, eu não acreditava que conseguiria lecionar, mas decidi colocar toda a minha dor na missão de impulsionar pessoas que tivessem uma causa, pois assim poderia sonhar em ter um mundo melhor. Imagine uma sala de aula, você sentado como aluno, olha para frente e vê o professor, um homem apaixonado por ensinar, porém, dilacerado pela injustiça – este era eu naquele dia.

Essa paixão em ser professor capacitou-me para, nas primeiras horas de aula, identificar os grandes talentos existentes na turma, aqueles que se tornariam replicadores do que seria ensinado, sendo vozes influentes do bem. Aliás, são esses alunos que mais nos ensinarão durante a jornada educacional, que se revela de maneira horizontal, em que existe um ambiente colaborativo de troca mútua de aprendizagens.

Lembro-me do Gênio Geninho, sentado na quarta fileira à minha esquerda, e não teria como esquecer, pois seu olhar brilhava, não pela aula, mas pelo que ele faria a partir daquele momento. Gerenciando a carreira dos maiores influenciadores do Brasil, aprendi a reconhecer a alma artesã típica dos artistas e, sem dúvida alguma, o autor deste livro a possui. Era como se eu pudesse ver que aquele homem não tinha a idade que aparentava ter. Na verdade, eu via uma criança conhecendo um novo mundo e suas infinitas possibilidades. Um artista que mergulha nas suas potencialidades desconhecidas e que jamais serão em sua totalidade, pois quando o talento mergulha em si, ele cria um ambiente de desenvolvimento criativo que se autoalimenta, desenvolve e se protege contra a finitude. Geninho estava claramente acessando esse lugar.

Quando tive o primeiro contato verbal, ele me disse que era Secretário de Turismo de Balneário Camboriú (SC), cidade conhecida como a Dubai brasileira. Bingo! Estava diante de um artista vocacionado, pois alguém com o talento que ele carrega só ocupa um cargo público pelo compromisso de transformar a sociedade em que está inserido.

Mas a maior revelação ainda estava por vir: ele havia adotado uma filha juntamente com seu companheiro Duda, e, posteriormente, apareceram mais quatro irmãos. E eles, por amor à filha e à missão, disseram sim para o grande desafio que estava sendo oferecido. Sendo extremamente sincero, eu teria enorme dificuldade em aceitar, você não teria? Mas eles entenderam que Maria era apenas um estágio, passo essencial para que eles fossem pais de milhares, afinal, em cada pai e/ou mãe que ler esta obra, ele também estará implantando seu DNA parental.

Ele não sabe, mas ao entrar no camarim, ajoelhei, chorei e agradeci a Deus, pois ali estava a pessoa que, com sua missão, iria capacitar pessoas a exercerem a parentalidade, que não está relacionada com gênero, DNA e qualquer conjugalidade, mas com caráter. Ali estava alguém que seria uma voz para que outros pais e mães não se colocassem ou se encontrassem na mesma condição em que eu me encontrava, afastado da filha que tanto amo.

Guardem uma coisa: talento somado à missão, sendo executado de maneira socialmente responsável, é a química que gera pessoas influentes, e esta obra é a concretização dessa fórmula. Ela marca a ebulição de um movimento empírico chamado "PARENTALIDADE é DEVER, não apenas direito". Erramos quando falamos que pai ou mãe tem direito de ver seus filhos quando não moram juntos ou suas relações conjugais não dão certo, quando, na verdade, eles possuem o DEVER de exercer de modo responsável suas missões. Direito pode se abrir mão, dever se cumpre. Mas quando pessoas não cumprem seus deveres, surgem os missionários parentais, pessoas que ganham nomes de Geninho, Duda, Maria, João, mais do que isso, pais no real sentido da expressão.

Geninho e Duda não possuem apenas o dever de cuidar de cinco filhos, eles receberam a missão de cuidar de muitos, ensinando aos pais sobre os direitos inalienáveis que as crianças possuem de ter um ambiente saudável para o crescimento delas, com responsabilidade social, sabedoria e propósito. O querido autor e seu companheiro são também pais do meu Gabriel de 19 anos e da pequena Helena, de 3 anos, pois, a cada story, eu aprendo a ser um pai melhor, como por exemplo aprendi a ler mais com minha pequena e deixá-la interpretar mais os textos.

É sobre isso, Geninho não nasceu para ser apenas pai, ele nasceu com a missão de abraçar mães e pais que não se sentem abraçados pelos inúmeros livros teóricos que entregam fórmulas de educação que não funcionam, pois educar é humano e, como toda ciência humana, não se resume a regras rígidas e pré-formatadas.

Esta obra é um verdadeiro manual que capacita pessoas para o exercício responsável do dever parental. Com todo respeito, eu apenas discordo do subtítulo, quando diz que não se trata de uma família convencional, pois o que mais vejo na família do autor é convencionalidade essencial para o desenvolvimento saudável do ser humano, que se chama AFETO.

Por isso, posso dizer que chorei mais uma vez com o Gênio Geninho quando fui convidado para escrever esta apresentação, pois, naquele momento, estava impedido de exercer o meu dever.

Hoje, choro novamente ao escrever estas palavras, mas é um choro de esperança que este livro traz, a esperança do exercício consciente da cidadania, do respeito à dignidade imanente que cada ser humano carrega, do respeito à diversidade e da convenção afetiva que deve nortear as relações parentais.

Geninho, você é um presente na minha vida e será na vida de cada leitor. Afinal, você ensina os pais a serem presentes, não apenas no sentido de estar presente, mas, principalmente, ser o presente que toda criança gostaria de receber.

Ah, lembra-se da alma artesã típica do artista que falei acima? Quero aqui cunhar um termo que diz muito sobre o Gênio Geninho, ele é o "Pai artesão", que não produziu a matéria-prima, mas que, com vivência, foi tecendo a parentalidade na prática e decidiu dar escala à sua obra de arte.

Obrigado, Geninho e Duda, por dizerem sim à missão.

Alex Monteiro
Empreendedor e fundador da Non Stop Produções

Prefácio

"Para ser pai ou ser mãe não basta trazer uma nova vida ao mundo. Nem adotar carinhosamente uma criança sem lar. Só esses atos não são suficientes para que se aprenda sobre a paternidade e a maternidade. É como fazer a matrícula em um curso e nunca comparecer às aulas". Esse é apenas um exemplo, dentre um oceano de insights que nos tocam profundamente do porquê ficamos encantadas com o livro *Paiciência*.

Conhecemos o Geninho durante a pandemia em nossas sessões de mentoria on-line, oferecida aos familiares que se matricularam em nosso curso "Educar sem Pirar". Naquela época, a Maria ainda era filha única de pais que estavam em busca de estratégias para ajudar na organização de uma rotina que pudesse ajudar a filha a ter uma relação mais leve com os estudos, assim como um desempenho escolar à altura do potencial enorme que eles viam naquela menina que estava prestes a entrar na adolescência.

Em todas as conversas que tivemos, ficava muito claro para nós que o Geninho e o Duda não haviam somente adotado uma filha. Muito além disso, eles tinham assumido, de livre e espontânea vontade, o enorme compromisso que é educar um filho nos dias atuais.

Havia, nas palavras, nas posturas e nos olhares desses pais, um elemento que faz toda a diferença na educação dos filhos, mas que é cada vez mais difícil de ser encontrado entre adultos: equilíbrio. Sim, equilíbrio é fundamental, porque "só" amor não basta para educar filhos que consigam construir o futuro que desejarem. Mais do que isso, é preciso coragem para superar as armadilhas que a culpa, o medo, a insegurança e muitos outros sentimentos conflitantes geram nos adultos responsáveis pela educação de um filho.

A vida, porém, é essa misteriosa caixinha de surpresas. E quando começamos a achar que temos grande parte das respostas, vem o mundo e muda todas as perguntas. Eis que um dia, de repente, nos deparamos com Geninho e Duda pais de cinco filhos!

E você agora pode estar pensando: *Ah, agora sim, a vida deles virou do avesso e aquele equilíbrio se foi.*

Ao contrário. Nós, Taís e Roberta, vimos que aqueles pais que conhecemos lá atrás já tinham todos os sentimentos que tomam conta da mente e do coração de quem se propõe a educar um filho para ser um cidadão pleno. A diferença sempre esteve em como eles lidam com esse turbilhão de emoções, junto com o desafio de enfrentar a cada dia uma sociedade ainda tão cheia de preconceitos.

Este livro é a prova disso. Muito mais do que um conjunto de textos e reflexões que enchem o coração de paz e leveza, Geninho conseguiu escrever uma poesia em forma de prosa.

Sem sombra de dúvida, as lições inspiradoras dessa família afetiva vão iluminar o coração de muitas mães, pais, avós, tutores, cuidadores, professores. Em cada página, existe um tratado inteiro sobre os desafios de educar um filho, resumido, porém, em palavras simples, que tocam a alma do leitor.

Ah, Geninho, querido, você só digitou este livro agora, nesta vida, mas não temos dúvida de que o *Paiciência* foi escrito ao longo de cada experiência que você viveu, não somente nesta, e sim em todas as outras vidas. Obrigada pelo exemplo que você e o Duda são para tantas pessoas, e por ter conseguido deixar registrado tanto amor e sabedoria neste livro que se tornará indispensável na mesa de cabeceira de tantas famílias carentes de um ombro amigo!

Roberta Bento e Taís Bento
Mãe e filha, educadoras, especialistas na relação família-escola e fundadoras do SOS Educação

Uma conversa entre pais e mães, hoje e no futuro

Nesta obra, quero ter uma conversa muito próxima e especial com você que é pai e com você que é mãe. Ou que um dia pretenda ser.

Peço que você, mãe, permita-me usar os termos pai e paternidade ao longo deste livro apenas para facilitar o modo de me expressar. E saiba que o desejo mais profundo do meu coração é que você se sinta totalmente incluída em tudo o que vamos partilhar aqui.

Estamos juntos nesta jornada para criar filhos saudáveis, física e emocionalmente equilibrados; portanto, este livro foi escrito para:

- Pais e mães que compartilham o mesmo lar e caminham juntos na criação dos filhos;
- Mães e pais que dividem os cuidados com os filhos ao mesmo tempo em que constroem lares separadamente;
- Mães solo que assumem a maternidade e a paternidade;
- Pais solo que assumem a paternidade e a maternidade;
- Dois papais que decidem ser pais;
- Duas mamães que decidem ser mães.

Existem várias possibilidades para um ser cuidar de outro ser, em todas elas, o ingrediente tem o mesmo nome: AMOR. É sobre esse amor que conversaremos nas próximas páginas.

POR QUE ESTE LIVRO EXISTE

Falar sobre as habilidades necessárias para ser um pai ou uma mãe consciente, presente e paciente não é tarefa fácil. Mas me deixe lhe dizer uma coisa: você foi escolhido para ser pai ou ser mãe e tudo aquilo que você ainda não sabe, aprenderá. Com este livro, pretendo dar uma pequena ajuda para você, papai ou mamãe, que com certeza também tem passado por tantas das situações que vou descrever, mencionar ou citar nesta obra. Muito mais do que simplesmente contar a nossa história, meu maior desejo é inspirar e motivar você a se tornar melhor no convívio e relacionamento diário com seus filhos.

Aprendemos a criar nossos filhos na prática, e esse pode ser um caminho muito solitário, desafiador e repleto de inseguranças. Duda e eu nos tornamos pais de cinco crianças da noite para o dia. Maria, nossa filha mais velha, chegou primeiro, aos 8 anos. Seis anos depois, quando ela já estava com 14, conseguimos reuni-la aos seus irmãozinhos, Ellen, Wellington, Alysson e Rayane. Eles são nossos filhos. E quando resolvemos compartilhar o nosso dia a dia publicamente, percebemos que a troca de experiências era uma oportunidade muito valiosa para nós e para todas as outras famílias que, de alguma maneira, conectam-se conosco.

Preciso dizer que pensamos muito antes de expor nossa família, nossas experiências, os desafios que superamos, os erros e os acertos cometidos, porém, uma força maior nos impeliu a compartilhar a nossa verdade, pois conhecemos de perto as feridas causadas nas crianças pela falta de preparo de mães e pais e recebemos relatos diários de pessoas que desejam ser mais assertivas na criação de seus filhos. Nossa história é repleta de momentos desafiadores, e com muita atenção e consciência conseguimos superar as mais diversas situações. Estes aprendizados não poderiam ficar restritos ao nosso lar, decidimos compartilhar com todo carinho para você mãe e para você pai.

Viver a paternidade e a maternidade é se disponibilizar a passar por um dos processos mais intensos de evolução. Sempre falo que o ponto-chave é estarmos conscientes de tudo o que esse processo nos exige:

- Aprender diariamente com as nossas ações e as de nossos filhos;
- Trabalhar a paciência muito mais vezes do que poderíamos imaginar;
- Entender que o futuro dos nossos filhos está nas atitudes que tomamos hoje;
- Descobrir que amar também é dar limites;
- Compreender que filho precisa de tempo, e nós podemos criar tempo em nossas vidas.

Este livro não é apenas sobre adoção e nem somente para pais por adoção. É para pais e mães da forma mais ampla possível. Afinal, não importa por quais meios eles cheguem, tenho comigo que todos os filhos são emprestados a nós.

No caso da adoção, existem algumas peculiaridades que muitas vezes tornam o caminho um pouco mais difícil, ou mesmo penoso, porque muita coisa fica fora do nosso controle. Precisamos então passar por todos os obstáculos e dificuldades, para que finalmente sejamos considerados "aptos a ser pais ou mães". Necessitamos realmente ser pacientes e determinados, até que as coisas comecem a acontecer na direção do que sonhamos.

Neste livro, falo da minha história, da minha essência, da minha verdade, simplesmente porque acredito que posso dividir experiências com você e, quem sabe, levar um pouco de inspiração para que viva mais feliz no seu papel como pai ou mãe. Não é um conto de fadas, é uma vida real que quero compartilhar.

Escrever me faz estar atento a cada detalhe, a cada movimento, a cada aprendizado, a cada mensagem que meus filhos me trazem com seus comportamentos, com a voz de suas almas que clamam por atenção, carinho e proteção. A impressão que tenho é que consigo ouvir também o pedido de socorro de vários filhos de tantos outros pais que também precisam de atenção, carinho e proteção nessa fase tão importante da vida que se chama infância. E, de alguma maneira, sinto que posso e preciso ajudar a todos. Então, minha jornada pessoal toma ainda mais o sentido de missão. Este livro tem relação com o cumprimento dessa missão.

No Brasil, é muito raro encontrar alguém que queira adotar um grupo de irmãos. Em geral, eles acabam sendo separados ou ficam esperando, no que chamamos de Casa Lar, até que apareça um pretendente.

Senti na pele a força das escolhas que fiz quando resolvemos adotar nossas crianças. Deixei uma vida pública de destaque, dei um tempo no trabalho, cancelei viagens, mudei o rumo das férias e transformei nossa vida de uma maneira profunda e definitiva.

Quem conhece a nossa história diz que somos desprendidos e corajosos. Dizem que ousamos fazer essa escolha específica, rara e difícil. Porém, para nós, só existe um motivo para tudo isso: o amor. Somente o amor justifica a força que nos move a cada dia e que nos torna mais plenos e realizados. E sim, você ainda pode acreditar na humanidade, no amor e na família.

POR QUE PAICIÊNCIA NA PRÁTICA?

As palavras têm o poder de despertar sentimentos, sejam eles positivos ou não. E, talvez, uma das que se encontra em eixos mais extremos é justamente a palavra "pai". Ao mesmo tempo que pode trazer à tona sentimentos como carinho, proteção, amizade, segurança, alegria, afeto, educação, companheirismo, quantos não são aqueles que associam essa mesma palavrinha às dores do abandono, desprezo, raiva ou medo?

A palavra é a mesma, o que faz a diferença é a prática de quem a exerce, é a ação agregada que transforma o seu significado. A palavra "ciência", por sua vez, representa o saber, o conhecimento adquirido por meio da prática, de maneira metódica e racional.

Resolvemos juntar esses dois termos para falar da possibilidade de tratarmos a paternidade e a maternidade de uma maneira mais consciente, sabendo das responsabilidades que vão muito além de trazer ao mundo uma nova vida humana. Não se trata de reprodução, trata-se de **participação na construção de seres humanos melhores**. Esse, para nós, é o significado da palavra Paiciência.

Se a paternidade e a maternidade forem observadas como uma ciência, olharemos para nossos filhos como uma representação da possibilidade de um mundo melhor, que depende da nossa ação no presente e da nossa transformação como pais e mães para inspirá-los. Como pai, penso muito nas minhas atitudes antes de colocá-las em prática, porque sei que tem um filho me observando e que vai reproduzir tudo o que estou fazendo. Amo essa pessoa que me observa e quero que ela aprenda com o que tenho de melhor. Portanto, eu me transformo para que meu filho se construa. É assim a Paiciência, ou ainda, a ciência da paternidade abençoada e bem-direcionada.

E perceba que o casamento da palavra *Pai e Ciência*, não por acaso, forma uma terceira palavra essencial para que a paternidade e a maternidade sejam exercidas: a *paciência*, substantivo que nos lembra que, para a formação de seres humanos melhores, a paz e a gentileza precisam estar presentes no lar, e não a violência. *Paiciência* é paz, consciência e paciência no exercício da paternidade.

Ser pai, mãe, educador, para muitos, passou a ser sinônimo de medo, incerteza e estresse, quando deveria ser uma das coisas mais significativas e gratificantes na construção de um mundo melhor.

Acredito que um dos passos principais no aprendizado dos pais é sair da condição de professor e assumir a de aprendiz. Como afirmou Paulo Freire: "Quando a educação não é libertadora, o sonho do oprimido é ser o opressor". Por isso, é fundamental entender que a alma de uma criança traz um saber especial e puro que precisamos resgatar.

O nosso grande aprendizado em casa, no convívio diário com nossos cinco filhos, tem surgido com nossa determinação de dar amor para quem ainda não sabe o que é isso. Entendemos que somente recebendo amor eles se tornarão capazes de amar.

Uma das responsabilidades principais dos pais é entender e aceitar que a alma de uma criança traz um saber especial e puro que eles precisam resgatar e avivar.

UM RECADO AOS QUE FAZEM SUCESSO NO TRABALHO: SEJA TAMBÉM UM PAI PROFISSIONAL

O dilema da carreira *versus* a criação dos filhos é algo que ouço com certa frequência. Pessoas que dedicam muito de seu tempo à vida profissional, trabalhando para o sustento do lar, e sentem que não estão preparadas para a paternidade. Se você se encontra nessa encruzilhada, gostaria de lhe dizer algo em que acredito profundamente: ser um ótimo pai e ser um excelente profissional não são opções mutuamente exclusivas e nem requerem conhecimentos totalmente distintos uns dos outros.

Aliás, tudo o que aprendi no mundo dos negócios me serviu para assumir, da noite para o dia, o papel de pai de um grupo de crianças. Mudança de planos, gerenciamento de crises, trabalho sob pressão para bater metas, pedido de demissão do melhor colaborador, acidente de trabalho, greves inesperadas, cancelamentos de voos, demitir mesmo sem querer e não demonstrar a dor diante do colaborador... Essas situações me deram a capacidade de conviver com o inesperado sem me desesperar.

Eu não entendia claramente por que algumas coisas aconteciam comigo, por que tinha de viver alguns conflitos no trabalho, qual era a razão para algumas pessoas aparecerem no meu caminho ou mesmo por que vivi alguns relacionamentos tóxicos e todo aquele sofrimento com coisas que muitas vezes me pareciam sem propósito. Hoje, sei que estava sendo treinado pelo universo para ser pai, o meu maior desafio e verdadeiro sentido para a minha vida.

Minha carreira foi o melhor treinamento para encontrar ferramentas que me ajudariam a gerenciar seres humanos que teriam um vínculo comigo. Diferentemente do trabalho, eu seria pai 24 horas por dia, 7 dias por semana, 365 dias por ano, sem direito a demissão, totalmente dedicado a pessoas que amaria como nunca pensei ser possível, a quem me entregaria de corpo e alma. Quer ser mais profissional do que isso?

Cada pessoa que cruzou o meu caminho, colaboradores que confundiram a minha presença com a de um pai, que sofreram quando precisei sair de cena para um novo desafio, e até mesmo aqueles que deram graças à Deus quando eu parti, contribuíram para que eu me tornasse quem sou hoje.

Então, quando vejo que grande parte dos bons profissionais que conheço sacrificam seus dias em busca de uma promoção, movem montanhas para bater uma meta e ganhar premiações, querem ser melhores do que os colegas de trabalho e adoram publicar suas conquistas, pergunto-me se possuem essa mesma energia, garra e foco na própria construção como pais.

Eu entendo que o trabalho é fundamental para o conforto da família, porém, se não concentrar energia e tempo naquilo que realmente é importante para você, pode acreditar que alguém tomará a frente e o fará no seu lugar. *Alguém vai ocupar o tempo que você teria para almoçar com sua família, seu fim de semana, seu tempo livre. O mundo está repleto de pessoas querendo cuidar da sua vida e até comprar seu tempo para que você produza mais e mais.*

Por isso, quero pedir que se lembre de que seus filhos e sua família merecem sua atenção, prioritariamente. Meu convite é para que seja um pai excelente, até melhor do que você é como um ótimo profissional. E dedique tempo de qualidade e boa energia ao seu maior patrimônio: seus filhos e a sua família.

Se você consegue fazer malabarismos com a sua agenda para acomodar reuniões e demandas surpresas, eu tenho certeza de que também é capaz de encontrar o tempo necessário para as pessoas mais importantes da sua vida.

UMA CARTA PARA MIM E PARA TANTOS OUTROS PAIS

Em fevereiro de 2023, encontrei uma carta escrita por mim em 2017. Naquela época, eu não imaginava o que o futuro me reservava, ainda assim, fiquei extremamente impactado com a mensagem que o Geninho do passado havia me deixado:

Proteção
Amor
Incentivo

Eu me preparei por 50 anos
para ser pai.
Então eu precisava ser o
melhor Pai do mundo.

15/07/2017

Fazia tempo que isto não acontecia
com tanta força masseira
Mudo mente me levou com classe
para o parto e enxerguei as
imagens coloridas.
Já tinha cada acontecido antes
e daí meu chorei disparou

Eu senti ele me lançando.
Tô sentindo agora. Estou escrevendo
no avião. Tá forte.
Eu ouvi dizendo que nas veias pai
uma palavra me trouxe problemas,
traumas e depois me curou.

Agora, este exatamente agora eu
percebi que fui Pai a vida toda.
Fui meu próprio pai, fui pai
de minha mãe, fui pai nas
minhas relações amorosas, eu
fui pai dos meus colaboradores,
pai dos meus irmãos, dos
meus sobrinhos, e pai do meu
pai.
Só assim, sem querer
ser pai eu fui um pai excepcional
a vida toda e negro.

O Pai protege, o pai ama, o
pai incentiva.
E pra alguém que negava ser
pai, veio a aceitação de ser
pai.

E agora eu sou.
E foi transformador e está
sendo.
Eu nunca me senti tão bom, tão
preparado quanto me sinto agora.
E eu preciso mais
Eu posso ser pai de
mais coisas, mais

pessoas, eu posso incentivar
as pessoas serem pais, eu
quero ser pai de quem
não tem.

mas quero isso de uma
maneira multiplicadora.
PAI da MARIA.

Maria foi o nome da minha avó
materna, que morreu aos 33 anos
quando minha mãe tinha apenas
1 ano. Pouco sei sobre o pai da
minha avó. O meu bisavô.
O minha mãe foi "doada" aos
7 anos de idade pelo seu pai.

Minha mãe tornou-se mãe...
Ela desceu de 50 anos sem idade.
Ficou a minha agora me sinto
até história de

Eu vivi a minha terceira
história de maria de verdade
vida.

Aos 50 anos de idade me torno
você pai de uma menina.
que já vem com nome e
sobrenome. e uma história
muito parecida com as

2 Marias da minha vida.
Até logo estava completo,
chega a terceira Maria
de minha vida.
E ela me traz sentido, luz,
desafios, coragem, estímula
relevância totalidade me me
o maior talento do Mundo
vida e me torna até o
artifícios de PAI

Um Pai pra sempre, um
Pai presente, um
como toda criança. Um Pai

Eu gostaria de ser.
Eu me tornei aquele que
eu mais desejava.

Obrigado Maria.
Quem sou eu? não importa.
Eu sou Pai

Pai da Maria

* **reprodução da carta da página 29**

PAI
PROTEÇÃO
AMOR
INCENTIVO

Eu me preparei por cinquenta anos para ser pai. Então eu precisava ser o melhor pai do mundo.

Hoje é dia 15 de julho de 2017 e fazia tempo que isso não acontecia com tanta força. Minha mente me levando para um futuro, e eu enxergando as imagens coloridas. Já tinha acontecido isso antes, e então meu coração dispara, sinto-o na garganta, estou sentindo-o agora. Estou escrevendo dentro de um avião.

Eu cresci dizendo que não seria pai. Essa palavra me trazia problemas e traumas, e depois a mesma palavra me curou e, neste momento, eu descobri que fui pai a vida toda.

Eu fui meu próprio pai, fui pai da minha mãe, fui pai nas minhas relações amorosas, pai dos meus colaboradores, pai dos meus irmãos, dos meus sobrinhos.

Só assim, sem querer ser pai, negando, eu fui um pai excepcional a vida toda.

Quem é este pai? Aquele que protege, ama e incentiva.

E pra quem que negava ser pai, veio a certeza de ser pai. E agora eu sou. Foi e está sendo transformador.

Eu nunca me senti tão bem, tão preparado quanto eu me sinto agora.

E eu quero mais, posso ser pai de mais pessoas, eu posso incentivar as pessoas a serem pais, eu quero ser pai de quem não tem pais.

Eu quero isso de uma maneira multiplicadora. PAI DA MARIA.

MARIA foi o nome da minha avó materna, que morreu aos 33 anos quando a minha mãe tinha apenas 1 ano. Minha mãe foi doada, isso mesmo doada, quando tinha 7 anos de idade, e ela também tinha nome de Maria. Sou neto e filho de Maria – e pai da Maria.

Aos 50 anos, me tornei pai de uma menina com o nome de Maria, ela já veio com esse nome e com uma história muito parecida com as Marias a das minha vida. É como se a vida estivesse se apresentando para que eu pudesse reescrevê-la.

E ela me traz sentido, luz, desafios, coragem, estimula os maiores talentos da minha vida e me certifica como PAI.

Um pai para sempre, um pai presente, um pai como eu gostaria de ter.

Me tornei aquele que eu mais desejava.

Quem sou eu? Não importa.

Eu sou Pai da Maria.

Eu cresci dizendo que não seria pai porque essa palavra me trouxe muitos problemas e traumas. No entanto, foi essa mesma palavra que depois me curou. Levei um tempo para entender que fui pai a vida toda. Fui meu próprio pai, fui pai da minha mãe, pai nas minhas relações amorosas, dos meus colaboradores, dos meus irmãos, dos meus sobrinhos e pai do meu pai.

Entendi então que o pai é aquele que protege, ama, incentiva. E para alguém que negava a possibilidade de ser pai, veio a aceitação de tornar-me um. Tornei-me pai da Maria.

Maria era o nome da minha avó materna, que morreu cedo, quando minha mãe tinha apenas 1 ano. Minha mãe também era Maria – Maria Izabel – e foi doada aos 7 anos por seu pai. Aos 50 anos, recebi uma menina que também era Maria, Maria Helena, carregando uma história muito parecida com as Marias que fizeram parte da minha vida. Minha terceira Maria trouxe sentido, luz, desafios e coragem para a minha vida, estimulando meus maiores talentos e me concedendo um certificado de pai.

Desde então, ser pai tem sido transformador. Tornei-me aquele que, sem saber, era quem eu mais desejava ser: um pai para sempre, um pai presente, um pai como eu gostaria de ter tido.

No entanto, sempre disse para mim mesmo: *eu quero mais. Eu posso ser pai de mais pessoas. Posso incentivar as pessoas a serem pais, quero ser pai de quem não tem pai. Quero fazer isso de uma maneira multiplicadora.*

"Que assim seja!", disse o universo. E então descobri que a vida queria muito mais de mim... E eu da vida.

Quem sou eu? Não importa! O que importa mesmo é que sou pai.

[Ser pai é transformador.]

ASSUMA UM TERMO DE COMPROMISSO

Quando assumimos um compromisso de maneira consciente e responsável, fica mais fácil nos mantermos dentro de determinadas condições pré-estabelecidas. Por isso, considero fazer um termo de compromisso consigo mesmo e com seus filhos uma ferramenta poderosa para que a paternidade e a maternidade se tornem experiências mais agradáveis, proveitosas e assertivas.

Sugiro que você faça esse termo de compromisso por escrito, pois assim ele terá muito mais força. O exemplo a seguir pode ser usado como inspiração, mas você também pode incluir outros assuntos nos quais esteja tendo dificuldades de resolver no trato com seus filhos:

> Ao decidir ser pai (ou mãe) eu assumo um compromisso comigo e com meus filhos de fazer o melhor que posso para proteger, cuidar, zelar pelo seu bem-estar, dar carinho, cuidar da minha saúde e da deles, oferecer condições para que eles tenham conhecimento suficiente para fazer boas escolhas.
>
> Eu assumo o compromisso de tratá-los com gentileza e estimular que tratem todos os seres e a eles mesmos dessa mesma maneira. Vou ajudá-los a estarem preparados para entender que nem todos farão o mesmo, mas que devem desenvolver habilidades para lidar com essas pessoas, ou se afastar delas, se assim for necessário.
>
> Me comprometo a mostrar para meus filhos o caminho do bem e contribuir para que eles descubram seus talentos e possam colocá-los em prática em prol da própria felicidade e de um mundo melhor.
>
> Eu também assumo um compromisso de evoluir como ser humano, sabendo e aceitando que errar faz parte da jornada. Essa é uma missão que levarei por toda esta existência, pois sei que apenas evoluindo estarei em condições de continuar a orientar meus filhos.

> Serei um pai amoroso, colocarei limites durante a caminhada de meus filhos e lhes proporcionarei a liberdade necessária para que sigam seus caminhos como seres independentes e que carregam tudo o que aprenderam, com nossos erros e acertos, assim como eu também aprendi com meus pais.
> Reservarei aos meus filhos o meu melhor tempo, em quantidade e qualidade superiores, para que possamos efetivamente vivenciar a relação entre pai e filhos de modo que todos cuidemos desse vínculo com muito amor e dedicação.
> Cuidarei para que eles desenvolvam a maravilhosa capacidade de amar verdadeiramente. Isso, por si só, já resume tudo o que representa a missão de um pai e de uma mãe.

Procure ser um melhor pai ou uma melhor mãe a cada dia. Esse é o grande compromisso que deve ser assumido consigo mesmo e com seus filhos. Assim, você também se transformará em um ser humano melhor.

O maior legado que quero deixar para a humanidade é a consciência de que filhos melhores serão pais melhores e farão um mundo melhor. E isso muda toda a história. Vamos dar o próximo passo juntos?

A chegada de um filho

Ser pai, ser mãe é...

DESAFIADOR.
Vai colocar você em contato com as suas dores,
Com as feridas do seu tempo de criança.

TRANSFORMADOR.
E essa dor será transformada.

LIBERTADOR.
Finalmente, você se tornará um ser livre.
Para ser pai ou ser mãe,
Pronto para amar.

Você não será mais **CAUSA**DOR.
O que era DOR,
Se transformará em **AMOR**.

ENCONTRAMOS A AVENTURA QUE BUSCÁVAMOS

Nossa história começou no dia 8 de abril de 2008, quando nos encontramos em uma sala de bate-papo on-line. Naquela época, eu estudava havia alguns anos uma tendência mundial que era o aumento de pessoas solteiras e, depois de uma experiência na Europa analisando esse mercado, organizei o primeiro encontro de solteiros do Brasil ao mesmo tempo em que me especializava em Parapsicologia Clínica para entender melhor o comportamento humano. Comecei a participar de entrevistas em grandes programas da televisão, como o Programa do Jô, Marília Gabriela, entre outros, e ganhei o apelido de "o cupido brasileiro".

Quando Duda e eu começamos a conversar, os dois buscavam uma vida mais interessante, e o que era para ser apenas um encontro casual se transformou em um caso de amor, com cinco filhos surgindo da noite para o dia. Dizem que o amor acontece quando menos se espera. E foi assim desde o início da nossa relação.

Nos casamos oficialmente em 2013, assim que houve a legalização de casamentos de pessoas do mesmo sexo, e inicialmente nunca tínhamos pensado em ter filhos, mesmo porque ainda não era possível a adoção por casais homoafetivos. Até que um dia, assistindo a um documentário sobre adoção, algo absolutamente intenso e transformador nos atingiu.

Uma simples decisão muda o rumo da sua vida

Nunca vamos nos esquecer. Era uma manhã de domingo, Duda e eu estávamos na piscina do prédio onde morávamos, observando em silêncio algumas crianças brincando. Quando subimos, ligamos a tevê para assistir a um programa que retratava histórias de adoção e, depois disso, nossa vida nunca mais foi a mesma.

Nós nos emocionamos e choramos juntos ao percebermos e compreendermos o amor que tomou conta de nossos corações e de nossas almas, quando o pensamento de adoção tomou forma em nossas mentes.

Não me lembro do que falamos, ou o quanto falamos, mas uma única frase decisiva ficou em minha memória: *você tem certeza?* O nosso "sim" foi mutuamente correspondido e a decisão estava tomada.

No dia seguinte, logo cedo, estávamos no fórum da cidade tentando entender todo o processo necessário para adotar uma criança. E se você deseja ser um pai ou mãe por adoção, depois de ter isso como uma certeza, esse é o primeiro passo a ser dado.

[A decisão de ser pai deve nascer da luz mais intensa da sua alma.]

A adoção é uma gestação que começa no coração

Quando alguém espera por um filho, imagino que fique pensando como é o rostinho dele, qual será o sexo, a cor dos olhos, com quem da família será parecido, se vai nascer com saúde, e tantas outras questões próprias de uma gestação. Essa espera e expectativa sempre geram certa ansiedade, porém, com data para acabar: correndo tudo normalmente, depois de nove meses a pessoa terá seu filho nos braços.

No caso de uma adoção, também existe ansiedade, mas os motivos são outros. A ansiedade vem a partir de todo o processo burocrático, que começa no fórum e se estende por um tempo indefinido. Não importa a cor dos olhos ou com quem a criança é parecida, você só quer colocar para fora todo o amor que tem na alma na hora de abraçar o filho que você gerou no coração.

Fomos em busca de toda informação possível e disponível para entrarmos na fila para adoção. Compreendemos que essa era uma jornada que poderia durar até dez anos, se o nosso desejo fosse adotar um bebê de até um ano de idade, do sexo feminino, como a maioria dos pretendentes procurava. Nossa intenção, no entanto, era outra: estávamos pensando em adotar até duas crianças com mais de 6 anos. E isso tornava a situação um pouco mais favorável para nós.

Por seis meses, participamos de um curso para pretendentes a adoção, com vários profissionais na cidade, nos envolvemos na causa e me tornei presidente da ONG Anjos da Vida. Entramos para a fila de espera.

Já estávamos aguardando havia quase três anos. E resolvemos ir a um congresso com assistentes sociais e juízes. Eram diversas salas com temas variados e entramos para assistir a uma palestra que nos interessava. Uma pessoa comentou com outra que pretendíamos adotar crianças *mais velhas*. Achei aquilo um absurdo, não entendia como se podia falar em "crianças mais velhas" se referindo a apenas 6 anos. Depois, compreendi que é comum entender como adoção tardia o caso de uma criança com apenas 3 anos, porque mais de 90 por cento de quem deseja adotar prefere meninas de até 1 ano.

Uma assistente social que estava à nossa frente disse então que havia uma menina morando na Casa Lar, em sua cidade, só que já estava com 8 anos. Mostrou-nos uma foto da criança e aquilo foi o suficiente para tocar nossos corações. Começamos a chorar mais uma vez; não tínhamos dúvidas sobre o que sentíamos: aquela era a nossa filha. Foi como se um portal tivesse sido aberto para o paraíso. Encontramos a Maria.

[Desafios se abrem à sua frente, quando um filho chega à sua vida. Esteja preparado.]

O QUE TEM QUE SER, SERÁ

Ter encontrado a Maria nos despertou um amor imensurável, mas, até que ela viesse morar conosco, o caminho não foi simples. Havia ainda um longo processo a ser seguido. Descobrimos naquela mesma semana que não éramos os únicos pretendentes para adotá-la. Existiam duas famílias que precisavam ser consultadas antes que pudéssemos sequer nos aproximar da menina.

Foi uma decepção receber essa notícia, uma tristeza imensa invadiu nossos corações, choramos muito, ficamos desolados, mas não havia o que fazer. Não estava em nossas mãos a decisão sobre o futuro lar de Maria. Uma das famílias que estava na nossa frente foi visitá-la e resolveu adotá-la. Só nos restou voltar para a fila e esperar um novo contato, para uma nova possibilidade de aproximação ou de adoção.

Faço um paralelo aqui lembrando de casais que passam por processos semelhantes, quando não conseguem engravidar ou sofrem com uma gestação interrompida. A frustração e a tristeza são imensas e existem fatores emocionais muito fortes pelos quais essas pessoas passam. Em um processo de adoção, esse sofrimento também existe quando, por motivos alheios à sua vontade, mesmo depois de preparar todas as condições para receber um filho, a adoção não acontece.

Apesar da frustração pela qual estávamos passando, tínhamos ainda certeza de que em algum lugar nossos filhos estavam nos esperando. Olhe que incrível: eu dizia sempre "nossos filhos", como se já tivesse certo de que eles seriam muitos.

Três semanas se passaram após a notícia que nos desolou. Então, recebemos um novo contato da assistente social para saber se estávamos em aproximação com alguma criança – e não estávamos. Por alguma razão que não sei explicar, estávamos na fila, mas nos parecia que a fila não andava para nós.

Então a notícia: "A Maria foi adotada por uma família, mas foi devolvida em poucos dias. E agora vocês podem conhecê-la, se assim desejarem".

Naquele momento, em que tudo parecia perdido, aprendi que, quando algo é para acontecer, acontecerá, independentemente de todo e qualquer fator que possa aparentar estar agindo contra. Entendi que há um propósito na vida que foge ao nosso controle, uma força maior que determina que *o que tem que ser, será*. E hoje tenho ainda mais certeza disso.

Assim, começamos a cuidar de cada detalhe para receber a Maria em nossas vidas.

> [Mesmo quando tudo parece perdido, confie.
> O que é para ser, será.]

CHEGOU MARIA

Em um mês, ela estava em casa, já fazia parte da nossa família. Eram duas histórias que se encontravam – a nossa e a de Maria – e precisariam se fundir, apesar da grande diferença existente entre elas. A partir daquele momento, nenhum de nós seria mais o mesmo.

Quando você se habilita à adoção de uma criança de 8 anos, é preciso estar espiritual, emocional e mentalmente preparado. Não romantizar esse encontro é fundamental, porque além do amor, você também vai sentir raiva, desprezo, medo, angústia, ansiedade, tristeza e tudo mais que um ser humano pode sentir. Mas não se culpe. Não existe problema algum em você sentir a verdade desses seus sentimentos e de suas emoções, porque o amor também estará presente. E quando o amor está presente, os outros sentimentos que julgamos não serem tão bons ficam pequenos.

Iniciamos a jornada de construção da nossa família imaginando que essa não seria uma tarefa fácil, porém com a sensação de que seria algo transformador tanto para nós quanto para ela. Estávamos prontos e dispostos para seguir esse caminho sem volta que se chama paternidade.

Nós sabíamos que aquela seria uma experiência única de amor, daqueles amores sublimes que todos buscamos na vida. Um amor que prepondera diante da raiva excessiva manifestada por quem já foi machucado, amor que se oferece com carinho, mesmo quando recebemos do outro o que ele tem de pior, amor que sorri e acalenta, mesmo quando você escuta o outro dizer que não o ama. Esse é o amor verdadeiro, que supera tudo e é construído e renovado a cada dia. Amor sem esperar nada em troca. Um amor que se comporta conforme diz a Bíblia: "O amor é paciente, o amor é bondoso. Não inveja, não se vangloria, não se orgulha. Não maltrata, não procura seus interesses, não se ira facilmente, não guarda rancor" (1 Coríntios 13:4-5).[1]

A verdade é que um filho nos coloca em contato com sentimentos guardados desde a infância, inclusive sentimentos que temos muito medo de enfrentar. Logo, antes de sentir o sabor do amor, poderá existir um caminho de dor a ser percorrido. E nem todos estão dispostos a passar por isso. Por esse motivo, muitas pessoas acreditam que é mais fácil ser amado do que amar.

A dor da saudade

A vida seguiu, mas não parou de nos surpreender. Um dia, Maria me disse algo de que nunca vou me esquecer: "Quando alguém faz algo que deixa você triste, é como se colocasse preguinhos no seu coração. Com o tempo você pode tirar esses preguinhos, ninguém consegue ver mais, mas a dor continua ali".

Foram declarações assim que me permitiram entender as dores que nós, humanos, carregamos na alma. Algumas dessas dores nós conseguimos nomear. Saudade é uma delas. E era exatamente essa uma das maiores dores que Maria carregava. Ela sentia um profundo pesar por estar longe dos irmãos.

---

[1] A BÍBLIA. 1 Coríntios 13:4-5. Versão NVI. Disponível em: <https://www.bibliaon.com/>. Acesso em: 10 jun. 2023.

Quando você for receber um filho do universo, esteja espiritual, emocional e mentalmente disposto a aprender, mudar, se transformar. A prática vai ensiná-lo a se preparar a cada dia.

Aos 6 anos, Maria cuidava da irmã de 3, quando foram separadas. Nesse meio-tempo, sua mãe engravidou mais uma vez e teve um menino que Maria não conheceu.

No primeiro ano em que Maria estava conosco, soubemos que seus irmãos foram para um abrigo e possivelmente seriam levados à adoção. Sem que ela soubesse, Duda e eu nos habilitamos para reunir a família. Acreditávamos que seria uma possibilidade de curar as feridas deixadas pela separação. Nós também sentíamos essa dor, mesmo que a ferida não estivesse diretamente em nós.

Optamos por não contar a Maria o que pretendíamos. Fizemos essa escolha a fim de não gerar nela mais sofrimento e ansiedade diante de algo ainda incerto. Decidimos lutar com tudo o que tínhamos para conseguir essas adoções. De alguma maneira, já amávamos aquelas crianças, mesmo sem as conhecer.

Com toda a documentação em andamento, recebemos a notícia de que a justiça havia devolvido os irmãos para a família de origem porque acreditavam que ela poderia dar o que precisavam para crescerem de maneira digna, como é de direito de toda criança. Isso foi um balde de água fria no nosso ânimo, mas entendemos que o bem maior das crianças era o que realmente importava.

Com essa notícia, anulamos nossa inscrição como pretendentes à adoção e seguimos nossos dias desafiadores diante da saudade que entristecia Maria. Confortávamos uns aos outros com base em uma das leis da espiritualidade indiana, que diz: "o que aconteceu é a única coisa que poderia acontecer".

[A vida não para de nos surpreender... Esteja preparado para as surpresas que vêm junto com a bênção de ser pai.]

A QUALQUER MOMENTO QUE ALGO SE INICIA, É O MOMENTO CERTO

Seis anos desafiadores e repletos de aprendizados se passaram, juntamente com nossa filha que já estava com quase 14 anos. Tínhamos nos acostumado com a ideia de que não acolheríamos os irmãos de Maria em nossa família.

No entanto, é quando menos esperamos que algo que pode mudar tudo acontece. Essa é a verdadeira graça da vida. Nada é constante, tudo está em movimento o tempo todo. O budismo fala sobre essa impermanência das coisas, que é a noção de que tudo está em mudança contínua.

Uma vez que reconhecemos a impermanência das coisas, entendemos também que um novo cenário, com novas possibilidades, nos espera a cada esquina que dobramos na jornada da vida. E, então, "o que é pode deixar de ser" e "o que não era pode se tornar uma realidade".

Sinceramente, não esperávamos receber aquela mensagem de uma assistente social, querendo fazer contato conosco e marcar uma conversa. Quando perguntamos o motivo, ela foi direto ao assunto: havia quase dois anos os irmãos da Maria foram mais uma vez para a Casa Lar e estavam em busca de uma nova família.

A assistência social consultou o cadastro nacional, mas não existia nenhuma família no Brasil apta para a adoção de crianças daquela idade, ainda mais sendo um grupo de irmãos. Resolveram nos consultar para saber se conhecíamos pessoas próximas cadastradas que estariam dispostas a adotar as crianças, para que de certa maneira elas crescessem com algum contato com a irmã, o único vínculo possível para elas.

Mais uma vez, como no dia em que olhamos um para o outro na decisão de sermos pais, sem muita discussão, sem justificativas, sem discursos, Duda e eu só tínhamos uma certeza: seríamos pais de todas aquelas crianças.

Descobrimos então outro fato: não eram apenas dois irmãos, mas, sim, três crianças, além da Maria. Isso não foi um problema para nós; pelo contrário, era mais um motivo de alegria.

Em quarenta dias, nossa família aumentou significativamente, nossa rotina mudou, nossa casa precisou sofrer adaptações, nosso carro já não cabia tanta gente. Eu me afastei do trabalho.

Reconheço que para Maria foi mais uma dura adaptação a ser vivida: além de ser pré-adolescente, uma fase repleta de dúvidas, precisou viver uma espécie de "luto dos pais", já que passou a ter de dividir com os irmãos o colo e as atenções que, até aquele momento, eram só dela. Resumindo, nossa casa se tornou um caldeirão de sentimentos. Momentos difíceis foram vividos, mas as muitas alegrias e o amor compensaram tudo.

Nosso coração se inflou de uma maneira que não consigo definir com a razão. As crianças que chegavam à nossa vida eram as pessoas certas para fazer parte do nosso mundo.

Enquanto os três irmãos ainda estavam no abrigo, uma bebê de 20 dias chegou à Casa Lar e eles conviveram onze meses com ela até irem para a nossa casa. A maior surpresa foi quando souberam que aquela bebê também era irmã deles. Enquanto as crianças estavam no abrigo, a mãe delas havia dado à luz mais uma menina, que também havia sido levada ao abrigo. Sem dúvida alguma, nem mesmo vacilamos: nos apresentamos para adotá-la. E assim o universo nos entregou a nossa quinta filha.

[O que realmente importa é ser um pai ou uma mãe consciente, com muito amor para dar e vontade de aprender com os filhos.]

Uma nova vida

Da noite para o dia, nos tornamos pais de cinco crianças com idades diferentes. Isso superava – e muito – todas as nossas maiores expectativas e mudou completamente a nossa vida.

Na verdade, acreditamos que fomos escolhidos e adotados por mais aquelas quatro crianças, que nos aceitaram como seus pais. E aquele encontro casual entre mim e Duda se transformou em uma família afetiva nada convencional, com cinco filhos e repleta de desafios em uma casa com crianças entre 1 e 14 anos. Como costumamos brincar por aqui, nos tornamos especialistas, desde a fralda ao absorvente.

Aos 55 anos, recebi a missão de ser pai de cinco crianças. E as coisas passaram a ter um novo sentido em minha vida. Para assumir essa responsabilidade, foi necessário reunir tudo o que eu havia aprendido com minha história profissional e pessoal, para poder me dedicar com o coração a esse projeto pessoal único.

Eu já tinha me realizado profissionalmente ou, como digo, já havia "chegado lá" – naquele "lá" que é o sonho de sucesso de todo profissional empreendedor. O que eu não sabia é para onde o "lá" me levaria. E esse foi um questionamento que me fiz durante toda a minha existência. Na verdade, ainda me faltava uma definição de algo pessoal e muito íntimo, que as conquistas profissionais e materiais não supriam.

Gastei a maior parte da minha vida trabalhando, estudando e me esforçando em função de algo que desejava realizar. Vi pessoas nascendo, pessoas morrendo e muitas delas partindo desta vida sem terem encontrado um real significado para sua existência.

Lembro-me de quando era criança e minha mãe dizia que eu tinha nascido para o sucesso. Para mim isso era o mesmo que ser competente, fazer o melhor, ter fama, agradar aos outros e, é lógico, juntar dinheiro.

Realizei grandes coisas, construí casas, comandei equipes enormes em grandes empresas, guardei dinheiro, tive algumas experiências amorosas, outras mais prazerosas que amorosas. Também conheci relações do tipo que você sai mais vazio do que entrou.

Tive o que desejei e não neguei a mim nenhum tipo de prazer que eu queria e podia ter. Viajei para mais de cinquenta países e descobri que não se resolve geograficamente a solidão ou qualquer tipo de problema. E me questionei: do que vale viver correndo atrás de poder e dinheiro, se as coisas mais importantes não podem ser compradas?

Uma mudança tão radical de vida fez com que nossa dedicação se tornasse quase que exclusiva à paternidade, à organização da rotina. Mudanças de planos, cancelamento de viagens, definição de novos rumos, aprender a trocar fraldas, mediar conflitos emocionais, enfim, tudo que a vida profissional nos ensinou mais um tanto da experiência adquirida no relacionamento com Maria, serviram e nos servem como bases para dar conta do recado.

Eu escolhi a família como prioridade total, deixando de lado o poder, o trabalho – eu me licenciei de um importante cargo público – e a possibilidade de ganhar mais dinheiro. Sei que não são todas as famílias que possuem o privilégio de dedicação quase exclusiva ao cuidado com os filhos, mas o caminho que temos trilhado nos mostra, diariamente, que em termos de maternidade e paternidade, o que realmente importa é ser um pai ou uma mãe consciente e ter muito amor para dar e boa vontade para aprender as muitas lições que os filhos trazem.

"A melhor coisa que você pode fazer pelas pessoas à sua volta é ser um ser humano evoluído".[2] Assim ensinou Sadhguru, um líder espiritual indiano.

Sendo assim, oferecer ao mundo filhos evoluídos, com quem as pessoas possam estar e sentir ser essa uma experiência maravilhosa, é o seu melhor presente. Nem seu dinheiro, nem sua riqueza, nem seu trabalho terão maior valor do que isso.

Isso é o que me inspira a evoluir sendo pai e oferecendo o meu melhor para quem realmente importa. Lembre-se sempre: ter um mundo melhor no futuro depende de sermos pais melhores no presente.

---

[2] SADHGURU, J. V. *Mind is your business*. Mumbai: Jaico Publishing House, 2015, em tradução livre.

> [*Esta é a verdadeira graça da vida: quando menos esperamos, acontece algo que pode mudar tudo.*]

QUANDO VOCÊ SE TORNA PAI OU MÃE

Quando nos tornamos pais ou mães, a vida muda e temos a grande oportunidade de melhorar quem somos. Digo, inclusive, que é como tornar possível passar a limpo a vida que tivemos.

Porém, quando seu filho nasce com 8 anos, já não basta passar a limpo a sua vida, você tem de passar a vida dele a limpo também. É preciso aprender a ressignificar os momentos marcantes que ele viveu, mostrar um lado da história que torne sua vida mais leve, em que ele possa aceitar com tanta naturalidade quanto possível o próprio passado.

A cura não vem do esquecer, vem do lembrar sem sentir dor. Essa é uma ideia consistente com a teoria psicanalítica de Freud, que enfatizava a importância de trazer à tona as memórias reprimidas e lidar com elas para alcançar a cura emocional.

E assim é com todos nós. Não podemos mudar o nosso passado de jeito nenhum, mas podemos enxergá-lo de maneira diferente – e isso pode ser transformador, especialmente quando buscamos ajudar nossos filhos a serem mais felizes e plenos.

E por falar em não poder mudar o passado, não posso deixar de citar os filhos indesejados, os não planejados, os filhos do acaso. Por um longo período da minha vida, eu me senti inadequado na minha família. Minha mãe dizia que, como filho caçula, eu não tinha sido esperado e ela precisou esconder a gravidez até o sexto mês.

Com o tempo, descobri que ela mentia. Mentia para ela mesma e mentia para mim. Ela dizia que não fui desejado, no entanto, embora ela até pudesse não desejar um filho, desejava todas as possibilidades que um filho traz. Ela desejava mudar de vida, conhecer o amor verdadeiro, dar amor genuinamente, desejava evoluir como ser humano, queria praticar a compaixão, a doação, tinha em sua alma o desejo de cuidar de alguém. E tudo isso poderia acontecer com a chegada de um filho.

Por muito tempo, senti como se eu fosse alguém que foi a uma festa sem ser convidado, um intruso. Mas quando entendi que a festa da vida era minha, e que eu poderia mudar a maneira de escutar o que minha mãe repetidamente me dizia, a minha vida mudou. Ela nunca desejou tanto uma presença neste mundo como me desejou.

Assim como minha mãe dizia, eu sei que muitos se tornaram pais de maneira inesperada, quando não estavam preparados para a chegada de uma criança em suas vidas. Eu também não estava preparado para assumir tantos filhos, mas, de certa maneira, acredito que eu já desejava essa transformação.

Uma das lições que a paternidade traz é o fato de que, quando somos pais, passamos a ser menos egoístas. Quando uma criança chega ao mundo, ela traz uma luz intensa que só as crianças possuem. E você, como pai, pode manter essa chama acesa e aproveitar para sair também da escuridão. Ou simplesmente, com suas atitudes, pode apagar essa chama e perder uma oportunidade maravilhosa de fazer alguma diferença positiva. A escolha será sempre sua. Eu escolho, todos os dias, aprender a ser o melhor pai que eu posso ser.

Os filhos por adoção

São meus filhos e ponto final! Sofro por eles, brigo por eles, amo que chega a doer, sinto medo e me encho de coragem todos os dias, admiro-os até quando estão dormindo, choro de emoção e,

Não existem filhos indesejados. Existem pais que não percebem que muitas das coisas que eles pedem a Deus são enviadas com a chegada de um filho.

ao olhar para eles, entendo quando minha mãe dizia que daria a vida por mim.

Filhos por adoção são filhos. Não tem diferença no sentimento, se compararmos com os filhos biológicos. Então o que muda quando se é pai por adoção?

O ponto crucial é que os filhos por adoção já trazem uma história que você não conhece com detalhes, mas eles conhecem muito bem. Dependendo da idade, eles lembram de certos fatos com muita clareza, as lembranças estão ali mesmo que não falem sobre elas com frequência. Normalmente essas memórias não são boas, pois as crianças só vão para adoção em casos de negligência, violência e abusos por parte dos pais biológicos. Elas muito raramente são entregues aos órgãos de adoção pelos próprios pais, ao contrário, costumam ser retiradas de suas casas pela justiça e só saem do seu núcleo familiar caso não exista algum parente próximo que queira e possa cuidar delas.

Esse é um processo delicado, pode ser demorado e necessita de muito cuidado por parte de toda a rede de profissionais envolvidos, desde assistentes sociais, conselheiros tutelares, psicólogos, promotores e juízes.

A verdade é que não dá para romantizar a adoção. Uma criança pode ter sido vítima de famílias desestruturadas, vivido entre dependentes químicos, pessoas violentas, passado frio e fome e apanhado muito. É um quadro delicado, que pode realmente tornar o processo adotivo bastante difícil.

No entanto, peço a você que não veja isso com piedade. Crianças adotadas são seres que tiveram uma nova oportunidade na vida. Veja dessa maneira e você entenderá que elas são crianças privilegiadas. Afinal, depois de tanto sofrimento, receberam algo como uma chance de nascer de novo.

Sim, essas crianças são resistentes, desconfiadas, cismadas, podem duvidar do amor do outro, precisam ser conquistadas. É preciso paciência e muito amor para fazer esse novo relacionamento pai-filho funcionar.

É bastante lógico esperar que essas crianças tenham vários traumas. Sim, mas quem não os tem? Os consultórios estão repletos de filhos biológicos se tratando dos traumas vividos em família. Isso não é um atributo próprio dos adotados.

Se você conhece um pai ou uma mãe que adotou um filho, ou uma criança que foi adotada, seja gentil a ponto de não querer vasculhar o passado dessas pessoas, querendo saber detalhes da vida delas. Isso faz parte da intimidade de cada um, que precisa ser respeitada, da mesma maneira que você tem a liberdade de preservar sua história e contá-la apenas a quem desejar.

Geralmente o lugar para se falar das dificuldades nos relacionamentos em uma adoção é na terapia, em que todos podem tratar de assuntos bem pessoais. Isso é o que procuro passar para nossos filhos, para que se protejam de curiosos e preservem sua intimidade. Ressalto ainda que os limites para o quanto devem falar a respeito da própria vida são eles que devem dar ao outro, com gentileza e educação. Quando estiverem à vontade e se sentirem prontos para falar algo, desde que queiram e sem sofrimento, está tudo bem também.

> [Ser pai é uma escolha que se faz para a vida toda.]

A MISSÃO DE SER PAI OU SER MÃE

A missão de ser pai é uma das responsabilidades mais importantes e gratificantes que uma pessoa pode assumir na vida. Ser pai, ou ser mãe, envolve muito mais do que simplesmente gerar um filho biologicamente, ou adotar os filhos que o universo lhe oferecer. Envolve acolher, cuidar, proteger, orientar, educar e nutrir o desenvolvimento físico, mental e emocional de um ser humano desde o nascimento, ou da adoção, até a idade adulta. Mas, a rigor, mesmo quando nossos filhos forem adultos, nunca deixaremos de ser pai ou mãe. Ser pai e ser mãe é para sempre.

Como pai, como mãe, sua missão é ser um modelo de comportamento positivo, oferecer suporte emocional e incentivar a autoconfiança e a autoestima do seu filho. Você deve estar presente em todos os momentos importantes da vida dele, além de lhe entregar os recursos necessários para que ele possa ter sucesso na vida no sentido mais amplo e autêntico possível.

Ser pai é uma escolha que se faz para a vida toda. Uma vez feita essa opção, não se pode mais sair desse compromisso. Até mesmo porque quando se decide ser pai com o coração, nada mais importa, além da sua missão.

Mesmo assim, conheço muitas histórias de pessoas que se sentiram ou foram abandonadas pelos seus pais. O que eu tenho a dizer para esses filhos é uma única coisa: perdoe. Nem todas as pessoas estão com a alma preparada para ter um filho. Para ser pai e mãe presentes, é preciso muito mais do que coragem. Tenha a certeza de que antes de abandonar um filho, um pai ou uma mãe se abandona primeiro, por sentir-se fraco e incapaz de seguir em frente perante a responsabilidade de cuidar de uma nova vida.

No entanto, ser pai também envolve enfrentar desafios e dificuldades, como ajudar a criança a superar medos, estabelecer limites, ensinar valores, além de disciplinar quando necessário. A responsabilidade de ser pai é enorme e requer paciência, dedicação, compreensão e amor incondicional.

Ser pai, ser mãe, é uma ciência que se aprende na prática, ainda que com a ajuda de psicopedagogos, psicólogos, pedagogos e especialistas. É o pai e é a mãe que precisam se especializar todos os dias e exercitar a paiciência e o amor para sempre.

Eu me preparei para ser pai. Além de tudo o que pude fazer antes da chegada deles, aprendo a paternidade na prática com filhos me testando de todas as maneiras: gritando, não querendo estudar, fazendo birra, crises de ciúme, tentando fugir, visitas ao conselho tutelar, fazendo terapia, e assim vai...

No entanto, ser pai e ser mãe também é entender que nossos filhos não nos desafiam por maldade ou por não gostar de nós. Eles simplesmente estão aprendendo com a relação, procurando encontrar o próprio lugar no mundo – assim como nós também o estamos fazendo.

Descobri que as crianças não conseguem se expressar e, portanto, falam por meio do seu comportamento. Aprendi a ler esse comportamento na prática. Minha imersão na paternidade, durante os seis primeiros anos junto com a Maria, possibilitou que eu me tornasse um pai mais consciente e paciente, mais bem preparado para receber e cuidar também dos nossos outros quatro filhos.

Hoje entendo que o descontrole emocional da criança que chora, faz chantagem emocional, diz que não, contraria, enfrenta, grita, não é uma forma de nos agredir. Antes, é uma forma de ela nos dizer que precisa de ajuda, de carinho, de orientação, da nossa atenção e do nosso amor.

Duda e eu vivemos na pele isso tudo, especialmente no início, com nossa Maria. Mas entendemos que não se trata de algum tipo de transtorno da criança, como muitas vezes poderia ser diagnosticado. Compreendi que ela estava apenas testando o nosso amor e procurando entender até onde poderia confiar que estaremos com ela sempre, amando-a incondicionalmente.

Acredito que todo ser humano seja dotado de muito amor, porém, nem sempre as pessoas conseguem expressá-lo. Ficam com o amor aprisionado dentro de si e acabam adoecendo por não compartilhar esse sentimento vital.

A maternidade e a paternidade são grandes oportunidades para que o amor saia da sua alma mais profunda e flua para o próximo. E isso é ótimo, porque a causa das dores e do sofrimento não é o fato de não receber amor, mas, sim, saber que existe amor dentro de si e não conseguir oferecê-lo aos outros.

Durante a nossa vida, o universo nos proporciona várias situações para que possamos amar verdadeiramente. Pode ser uma situação com nossos pais, com algum familiar, pode ser o nascimento de um filho, ter um amigo muito próximo ou mesmo estar diante de uma doença inesperada ou até de uma fatalidade. Por trás de momentos difíceis também existem possibilidades de amar. Por isso não acredite apenas no amor romântico, de contos de fadas, de um príncipe que levará a princesa para um castelo e dará a ela a vida que sempre sonhou.

Dentre todas as possibilidades de amar, ter um filho é o caminho para que o seu amor seja despertado e venha para a sua consciência. Entenda que não estou falando aqui apenas do nascimento de um filho ou do ato de colocar uma criança no mundo. Estou falando aqui daquele momento que é o seu nascimento como pai ou como mãe. Pai ou mãe consciente, presente, real que reconhece o amor que tem para dar e o faz transbordar, transformando a vida de um filho e a própria.

[Não é o fato de não receber amor que causa dores e sofrimento, mas, sim, saber que existe amor dentro de si e não conseguir oferecê-lo aos outros.]

AS QUATRO LEIS INDIANAS DA ESPIRITUALIDADE

Observando os fatos acontecerem com nossa família, em um sincronismo e uma determinação impressionantes, não pude deixar de me lembrar das quatro leis indianas da espiritualidade. Essas leis formam um conjunto de princípios que se originaram na cultura védica da Índia antiga e foram popularizadas pelo escritor Deepak Chopra em seu livro *As sete leis espirituais do sucesso*.[3] Acompanhe comigo e tenho certeza de que você vai entender do que estou falando:

* *A primeira lei diz que "a pessoa que chega é a pessoa certa".*

    Isso significa que cada pessoa que entra em nossa vida o faz por uma razão, mesmo que essa razão não seja imediatamente clara para nós.

    Nada, em nossa vida, ocorre por casualidade. Todas as pessoas que nos rodeiam e interagem conosco estão ali por uma razão, para que possamos evoluir em cada situação. Logo, devemos aprender a aceitar que as pessoas que encontramos são as pessoas certas para nos ensinar as lições que precisamos aprender.

* *A segunda lei afirma que "o que aconteceu é a única coisa que poderia ter acontecido".*

    Nada que ocorre em nossas vidas poderia ter sido de outra maneira, nem mesmo o detalhe mais insignificante. Todas as situações são perfeitas, mesmo que nossa mente e nosso ego resistam a aceitar.

---

[3] CHOPRA, D. *As sete leis espirituais do sucesso*. Rio de Janeiro: BestSeller, 2020.

Essa lei enfatiza a importância de aceitar a realidade e viver no presente. Nada acontece por acaso e tudo o que acontece em nossas vidas é o que tem que ser.

* ***A terceira lei anuncia que "a qualquer momento que algo se inicia é o momento certo".***

Tudo começa em um momento preciso e determinado. Nem antes, nem depois. Quando estamos preparados para que algo novo aconteça em nossa vida, o início se dá. Portanto, devemos nos preparar para o que virá e, no momento certo, receber o que a vida nos dará.

* ***A quarta lei diz que "quando algo termina, termina".***

Se algo terminou em nossa vida, isso faz parte do nosso processo de evolução. Portanto, o melhor é nos desapegarmos e seguirmos adiante.

Essa lei enfatiza a importância de "deixar ir", deixar as coisas seguirem seu curso natural. Quando algo termina e o deixamos ir, permitimos que um novo começo aconteça.

Essas leis podem ser aplicadas em diversas áreas da vida e ajudam a promover a paz interior e a aceitação das circunstâncias presentes, além de melhorar nossas condições para lidar com as adversidades e dificuldades do dia a dia.

Faça dessas leis um referencial para observar, aceitar, aprender e seguir em frente sempre que for necessário. Você vai perceber, ao longo deste livro, o quanto essas leis nos ajudam a achar respostas para a paternidade.

Paiciência

Para ser pai ou ser mãe não basta
   trazer uma nova vida ao mundo,
Nem adotar carinhosamente uma
   criança sem lar.
Só esses atos não são suficientes para
   aprender sobre a paternidade e a
   maternidade.
É como fazer a matrícula em um curso
   e nunca comparecer às aulas.
Ser pai ou mãe é o ato da presença, da
   paciência, da proteção.
É um movimento constante de
   aprender e ensinar.
É uma entrega. É para sempre.

A CIÊNCIA DA PAZ

A paternidade é uma jornada difícil e desafiadora, repleta de altos e baixos. Para criar um ambiente saudável de se viver precisamos de calma, paciência, empatia e compreensão para sermos capazes de lidar com situações difíceis sem reclamarmos tanto ou nos estressarmos em demasia.

As crianças ainda estão em processo de desenvolvimento emocional e, portanto, não possuem o total discernimento para lidar de modo correto com suas emoções e seus comportamentos. Elas podem ter reações intensas e imprevisíveis a determinadas situações, expressando emoções como raiva, frustração, tristeza ou alegria de maneira mais forte do que os adultos.

Para mim, a criança é um ser de luz, em um corpo físico, que descobre a emoção, mas não sabe lidar com ela. Com o tempo, desenvolve a consciência, mas esse tempo pode ser longo demais para um mundo que vive apressado.

A capacidade de regular todo esse caldeirão sentimental é uma habilidade que se desenvolve ao longo do tempo, principalmente com a ajuda dos pais e cuidadores. Desse modo, os pais precisam estar atentos às necessidades das crianças e fornecerem um ambiente seguro e acolhedor para que elas possam expressar suas emoções de maneira saudável e, com o tempo, aprender a regulá-las.

Quando um ser humano está pronto para lidar com as emoções? Dizem os especialistas que a partir dos 25 anos – o que eu duvido em alguns casos, quando encontro adultos de 40 descontrolados.

Um ponto bastante desafiador para a paternidade é que, ao mesmo tempo em que os filhos demostram sua falta de controle emocional no dia a dia, eles desafiam as emoções dos pais para ver se estes conseguem administrar os próprios sentimentos. E assim a banda vai tocando: o choro aparece, a birra explode, o grito ensurdece, a briga com o irmão se transforma em caos. Alguém precisa ter o controle e pôr ordem nesse grupo. Quem é esse alguém? O pai ou a mãe, sem dúvida alguma.

Se você, pai ou mãe, também se descontrolar, daí a situação fica complicada. É preciso encontrar paciência na sua alma, silenciar seu desespero, frear seus impulsos, respirar fundo e pensar muito antes de agir.

A vida na paternidade e na maternidade é sempre uma surpresa. O dia não tem rotina e as emoções estão ali, prontas para sair e se manifestar sem aviso prévio.

Ter paciência vem de saber que ter paz depende do nosso autocontrole, e que existe um lugar dentro de cada um de nós onde mora essa sensação de equilíbrio e harmonia que precisa ser acionada. Aprendemos isso na prática e compartilhamos com mães e pais nas redes sociais diariamente.

Sem dúvida alguma, uma criança tem a capacidade de tirar um adulto do sério, de irritá-lo, e por esse motivo é importante sempre lembrar que você é o adulto nessa relação. É você quem precisa ter a consciência do que faz e assumir a responsabilidade sobre como conduzir a situação.

Quem tem paciência não perde a razão. Por isso, em momentos de frustração ou conflito, é importante manter a calma e ser paciente, em vez de se deixar levar pelas emoções e reagir impulsivamente. Quando mantemos a paciência, somos capazes de avaliar a situação com mais clareza e encontrar soluções mais eficazes e justas para resolver o problema.

Pais e mães têm que ter paciência. Não adianta querer negar essa verdade. Então, quando um filho tentar tirar você do eixo, perceba o que está sentindo, por que está sentindo isso e trabalhe profundamente para ter controle da situação. Afaste-se um pouco do olho do furacão, respire e então analise o que é possível fazer em cada caso.

O caminho que pais e mães normalmente consideram o mais fácil é tentar fazer com que a criança mude. Mas isso raramente vai acontecer, porque essa mudança depende primeiro do adulto e não de uma criança descobrindo uma série de sensações que ainda sequer sabe nomear.

Cuidar de uma criança desenvolve a nossa capacidade de viver no meio do caos e mesmo assim manter uma "cara de paisagem", mesmo que por dentro estejamos pegando fogo. Não é tarefa fácil, mas é imensamente recompensadora. Prepare-se, então, para o que vier.

[Ser pai é a arte de engolir sapos e cuspir borboletas.]

Violência, não

Não quero entrar aqui no tema da violência contra crianças propriamente, pois isso por si só já daria um livro bastante extenso, em que teríamos uma enormidade de assuntos para discutir e práticas para desenvolver, com o objetivo de proteger nossos filhos de uma vivência prejudicial e abominável.

Apenas quero comentar, neste momento, que a violência contra crianças pode ter consequências graves e duradouras para o seu desenvolvimento físico e emocional, bem como para sua saúde mental e bem-estar a longo prazo. Isso pode incluir, entre tantos outros prejuízos, danos cerebrais, transtornos de estresse pós-traumático, transtornos alimentares, depressão e outros problemas de saúde mental.

As crianças precisam de adultos confiáveis e responsáveis, precisam em especial de pais amorosos e equilibrados que possam protegê-las e apoiá-las enquanto se desenvolvem e se formam como adultos.

No dia a dia entre pais e filhos, é óbvio que nos defrontamos com a imensa capacidade de as crianças tirarem os adultos do sério, mas nada nunca justifica qualquer tipo de violência.

Sei que você, pai, mãe, é humano e está sendo testado constantemente pelos seus filhos, mas lembre-se de que, quando vier aquela vontade de bater ou de gritar com um filho, é preciso ter controle emocional – e você precisa se desenvolver nesse quesito. O ato de bater ou gritar é a reação de um instinto primitivo, da raiva que, descontrolada, vira violência. Mas lembre-se sempre: o amor não combina com violência.

Seus filhos vão continuar provocando você e se comunicando por meio de comportamentos inadequados porque ainda não sabem se expressar, não conseguem dar nome ao que sentem. E, a bem da verdade, muitos pais também não sabem. Existem pais que têm o cérebro tão infantil quanto os filhos e que se comportam exatamente da mesma maneira; ou seja, partem para a agressão, em vez de agirem como adultos racionais.

Nem é preciso dizer que o ato de bater em uma criança é covardia, mas também precisamos dizer que esse é um momento de fragilidade, fraqueza, despreparo e descontrole dos pais – que gera uma culpa imensa depois que acontece. Quando um pai grita ou bate no filho, tudo o que resta depois é a mágoa, o medo e o arrependimento.

Quando digo que os filhos são nossos mestres, estou falando desta incrível oportunidade que eles trazem para a nossa vida: despertam em nós a possibilidade de nos tornarmos mais tranquilos e calmos – mesmo que para isso nos provoquem. A partir do momento em que determinadas provocações dos seus filhos não alterarem mais o seu comportamento, isso significa que você está evoluindo.

Respire fundo, entenda o seu filho, compreenda a situação e faça diferente, faça cada vez melhor. Quando se tem uma criança por perto, cada dia é uma oportunidade de se transformar em um ser humano e um pai melhor. É a possibilidade de exercitar a paciência, na prática.

Mas, e o grito, nunca vai existir nessa relação? Claro que vai. Existem momentos em que seu filho estará correndo risco, ou outros em que seu instinto falará mais alto, e o grito vai brotar de maneira feroz da sua garganta. Está tudo bem isso acontecer, desde que não seja um hábito na relação.

Quando um pai grita ou bate no filho, tudo o que resta depois é a mágoa, o medo e o arrependimento.

GENTILEZA GERA GENTILEZA

Certa vez, minha filha deu um tapa no irmão caçula. Eu ouvi o estalo e minha vontade era devolver o tapa nela. Mas consegui dominar meus impulsos, respirando profundamente e controlando o tom da minha voz.

Perguntei o que ela tinha feito, peguei carinhosamente em seu braço e pedi que fosse para o quarto dela para pensar sobre o que tinha feito. Não usei a palavra castigo; apenas disse: "Aqui em casa a gente não bate nos outros, a gente conversa. Entendeu?"

Essa mesma filha, em outro dia, pediu, com todas as palavras, que eu batesse nela – a outra filha, a mais velha, também já havia feito tal pedido. Eu disse que não sabia bater e a resposta dela foi que "eu deveria aprender".

Em situações como essas, somos desafiados como pais e como seres humanos. Somos questionados, por nós mesmos, sobre os efeitos que um histórico de violência provoca nas crianças. E, assim, reforçamos a nossa convicção de que violência nunca é a solução.

O meu alerta aos pais é que devem tomar muito cuidado com a maneira como tratam seus filhos, pois uma criança não tem claro o que é o amor. Um tapa pode ser compreendido como uma manifestação de amor, afinal, o pai e a mãe são as pessoas que vão amá-la. No futuro, essa criança poderá buscar relacionamentos em que sofra violência, ou então será o opressor.

Sim, eu levei algumas palmadas na infância, e até mesmo algumas surras inesquecíveis, sempre ouvindo minha mãe dizer que "era por amor". Eu sabia que ela se culpava muito depois. Mas também sabia que de alguma maneira eu pedia, não em palavras, mas em atitudes e provocações, para que ela me batesse – esse era o meu modo de desafiá-la.

Não gosto de nenhum tipo de violência, nem de jogos de guerra, nem de lutas, nem das músicas ou notícias ruins. Eu me controlo quando sou provocado, até mesmo com palavras. Em especial com pessoas próximas que me provocam, tenho aprendido que silenciar é a melhor resposta. Sou a favor e defensor da gentileza; da gentileza que sempre gera mais gentileza.

Ensinar gentileza para os filhos é um grande desafio; e isso ensinamos na prática, dando o exemplo. Às vezes, podemos escorregar, cometer algum deslize, mas precisamos estar conscientes do tipo de lar que desejamos construir. Esse é um ótimo caminho para que sejamos mais gentis a cada dia.

[A gentileza gera a paz, a violência traz a guerra. Que tipo de lar você quer ter em sua casa?]

VOCÊ TEM O DIREITO DE SENTIR RAIVA, E SEU FILHO TAMBÉM

Se você é um adulto, com um cérebro amadurecido, teoricamente pode controlar as suas emoções, mas seu filho ainda não tem esse controle. Além disso, a raiva é uma das emoções mais primitivas e difíceis de controlar. Todos já perdemos a razão por causa dela, e em seguida é comum ser atingido por um grande sentimento de culpa.

A raiva surge devagar, mas, quanto mais o outro desafia você, mais ela cresce. Percebo esse movimento da raiva quando as crianças estão brincando juntas e, de repente, começam a se desentender. Nesses momentos, aconselho que elas se afastem e respirem um pouco para sair daquela frequência.

Quando sinto raiva e percebo que ela vai aumentando, procuro respirar profundamente, baixar a voz, falar pausada e lentamente e buscar manter a calma. Procuro me centrar em minhas atitudes para não explodir ou virar um dragão descontrolado.

Confesso que eu não gostaria de sentir raiva. Então, já que não dá para evitá-la, o que posso fazer é aprender a lidar com ela.

Quando digo que não dá para evitá-la, não estou falando de acontecimentos mirabolantes que nos fisgam pela raiva. Estou falando de coisas simples do dia a dia, que, como você mesmo já deve ter percebido, nos tiram do centro e nos lançam no meio de um processo de raiva.

Por exemplo, enquanto escrevia este livro, houve momentos em que eu estava concentrado, desenvolvendo um raciocínio, quando um dos meus filhos entrava falando algo sem importância, ou melhor, algo que era importante para ele, mas naquele momento não conversava com o meu foco. Eu tinha vontade de explodir, mas respirava profundamente e mantinha uma calma essencial.

Outro momento corriqueiro, que provavelmente já aconteceu também no seu lar, é aquele em que você vai ao banheiro e, mal acabou de entrar, escuta um grito: paieeeeeeee... Sacrilégio!

Se você estiver atento, poderá perceber em quais momentos e em quais situações, por menores que sejam, a raiva aparece. Então terá a capacidade de mudar algo dentro de si mesmo e aprenderá a lidar com esse sentimento, em vez de simplesmente reagir a ele. Você vai senti-lo, mas não vai reagir.

Às vezes, nossa raiva não é direcionada para a pessoa que a causou, mas para quem estava disponível naquele momento: a primeira pessoa que apareceu na nossa frente e serviu como um gatilho para que a raiva explodisse.

Então, tenha muito cuidado para não despejar na sua casa a raiva que tinha a ver com o amigo do trabalho, que você passou no trânsito ou coisa parecida. Em vez disso, tente ser um pai consciente, aproveitando a oportunidade do convívio diário com seus filhos para aprender a lidar com a raiva, já que suas crianças podem ser uma escola prática para isso.

A impressão é que o lar é onde todos os sentimentos podem fluir naturalmente sem nenhum julgamento ou interferência das pessoas, tudo entre quatro paredes, mas é exatamente nesse lugar onde deveríamos promover a paz que queremos no mundo lá fora. Em seu livro *Sobre a ira*, o filósofo estoico afirma: "O melhor plano é rejeitar imediatamente os primeiros incentivos à raiva, resistir ao seu início e tomar cuidado para não ser traído por ela"[4].

Um bom jeito de melhorar seu controle sobre a raiva é praticando a meditação diversas vezes durante o dia. Isso pode ser algo tão simples quanto repetir o mantra "Om", um som sagrado e uma das sílabas mais importantes no hinduísmo, budismo e outras tradições espirituais do Oriente. Ele é frequentemente utilizado como um mantra de meditação para ajudar a alcançar um estado de tranquilidade e equilíbrio. Quando repetido como um mantra de meditação, o som "Om" pode ajudar a acalmar a mente e reduzir a ansiedade e o estresse – e, é claro, desmontar o sentimento de raiva.

Então, comece agora mesmo a praticar: OmMMMMMMM.

[*Importante: você pode sentir a raiva, mas não deve reagir a ela.*]

Respire para não pirar e silencie para não falar o que não quer

Respire fundo. Em casa, no supermercado, na rua, essa é uma técnica indispensável para qualquer pai ou mãe, não apenas para se manter vivo, mas também para estar consciente do que fazer.

Respire profundamente para se acalmar e não falar o que não precisa ser dito, para apaziguar os ânimos, para não agir com impulsividade. Respire, traga sua alma para o corpo e para o presente. Se desejar, chame por seu próprio nome em voz alta e responda: "Sim, eu estou aqui". Conscientize-se da sua presença no aqui e agora.

Já pratiquei ioga, participei de grupos de respiração e meditação, de retiros espirituais, imersões, fiquei por dias em um retiro acompanhado por profissionais que cuidam da alma, fiz cursos de

---

[4] SÊNECA. *Sobre a ira*. São Paulo: Camelot, 2022, p. 6.

especialização, submeti-me a processos de regressão e descobri que é muito difícil respirar e meditar nesses lugares especiais quando sua mente está enlouquecida pensando no mundo lá fora. Por isso, meu mestre de ioga recomendava que a prática de meditar fosse muito além do "tapetinho". Afinal, a vida acontece também nas outras 23 horas fora da sala da meditação.

Procure silenciar perante a atitude de alguém que provoque o seu desconforto. Não reaja. É simples, mas concordo que não é fácil de se fazer. Já me culpei por algumas vezes não ter respirado fundo o suficiente para controlar meus impulsos e, quando vi, já havia feito o que não queria. Mas isso também é uma questão de prática, que permite que fiquemos cada vez melhores na gestão de nossas atitudes. Use a sua consciência, presença e capacidade de raciocínio para não agir com impulsividade.

E tudo isso se aplica também, e especialmente, ao relacionamento com nossos filhos. Quando sou desafiado, e o sou diariamente, respiro fundo, olho para o filho ou para a filha, fico em silêncio por alguns instantes e só depois disso respondo ao desafio. Esse tempo é suficiente para que minha alma volte ao corpo, e eu não tenha reações indesejadas. Ou então, fico em silêncio, simples assim.

Sempre fui assim? Claro que não! No início, eu percebia que a distância entre meu cérebro e a minha língua era muito curta, eu não conseguia controlar a impulsividade. Foram necessários muito treino, muita consciência e análise.

Aprendi com o zen budismo a respirar com presença: respirar conscientemente caminhando até o estúdio onde pratico atividade física, respirar conscientemente para levar o filho à escola perto de casa, respirar conscientemente sentado no sofá na varanda de casa. Respirar com presença é diferente de simplesmente respirar, é sentir que você está ali naquele momento, que ele é único, maravilhoso e que é somente nele que você pode fazer as suas boas escolhas.

Hoje compreendo que, quando não "estou em mim", eu não escolho, mesmo assim me torno responsável pelas consequências das minhas atitudes.

Agora, neste exato momento, enquanto estou escrevendo, parei um pouco para respirar e perceber onde estou.

[Pare agora o que está fazendo, respire fundo, sinta sua alma no seu corpo. Faça isso várias vezes ao dia.]

A PATERNIDADE É UMA VERDADEIRA ESCOLA

Ser pai é participar de um aprendizado que vai além de qualquer curso que possamos imaginar. A paternidade é uma verdadeira escola, em que os momentos alegres são as nossas férias e os difíceis são as nossas provas. Nessa escola, não se passa de ano e nem se é reprovado. Todo aprendizado é válido e será aproveitado.

Nossos verdadeiros mestres não estão nas universidades, nos templos ou meditando silenciosamente no pico de uma montanha. Eles se encontram na simplicidade de uma criança.

Os pais podem aprender muito com seus filhos, desde como desfrutar do presente até como lidar com situações difíceis com resiliência e imaginação. Além disso, a simplicidade das crianças pode nos ensinar lições valiosas sobre humildade, generosidade e amor incondicional.

Isso destaca a importância de olhar para as crianças como professores e guias na jornada da paternidade, e até mesmo na jornada da vida. Os pais podem aprender muito com a simplicidade, a curiosidade e a inocência de seus filhos e serem lembrados da importância de valorizar as coisas simples do dia a dia. A inocência das crianças pode ensinar aos pais lições valiosas sobre a vida e sobre si mesmos.

Na paternidade,
o verdadeiro saber
pode ser encontrado
na simplicidade de
uma criança.

A criação dos filhos não é um caminho perfeito

Filho,
Sem você, eu não seria bom o
 suficiente para saber quem sou.
Eu precisava de você para despertar o
 meu amor.
Raiva, dúvida, medo, coragem...
E finalmente o amor.
Sozinho eu não conseguiria amar
E, assim, não saberia o que é ser
 amado.

ERRE, SEJA IMPERFEITO, MAS APRENDA FAZER DIFERENTE

Transferir o seu desejo de perfeição para os seus filhos é muito arriscado. Crianças tratadas como príncipes e princesas perfeitas, sem falhas, arrumadinhas o tempo todo, que só tiram nota máxima, poderão se frustrar quando o mundo se apresentar de verdade e elas descobrirem que não são exatamente como foram tratadas pelo papai e pela mamãe.

Da mesma maneira, não espere ser perfeito como pai ou como mãe. Você vai gritar, pode se descontrolar algumas vezes, ter atitudes das quais se arrependerá, e isso faz parte. O importante é que você reflita, treine, recupere o controle, aprenda a respirar.

Concordo que às vezes o pai perde a estribeira e faz o que não gostaria de fazer – afinal de contas, papai e mamãe também são humanos e erram. Mas o que realmente importa é que, mesmo quando erramos, é possível ressignificar o erro. Vou compartilhar uma situação que demonstra o que estou tentando lhe dizer, que para me tornar o pai paciente, consciente que me tornei, eu passei por um caminho de erros e acertos, sempre em busca de ser alguém melhor. Da história que você vai conhecer agora, eu tirei grandes lições, e, hoje, conseguimos até rir do que aconteceu naquele dia. O que poderia ser um trauma, passou ser visto como uma transformação:

Certo dia, havia uma goiaba na geladeira e eu a peguei. Minha filha, que tinha 10 anos na época, tentou pegar da minha mão e eu disse que dividiria com ela porque era a última goiaba na geladeira. Ela disse que não, que queria a goiaba toda. Destratou-me, fez caras e bocas, saiu da cozinha e ficou emburrada.

Pacientemente, lavei a goiaba, que já estava madura e molinha, bem vermelhinha, parti ao meio e levei a metade para ela, que estava sentada na varanda.

"Tome a metade!"

"Eu não quero. Coma você."

Ela continuou fazendo caras e bocas, sem olhar para mim. Pacientemente, insisti:

"Pega... Eu estou lhe dando com carinho."
Como ela se recusava, eu disse:
"Melhor você pegar..."
Ela se recusou, e a goiaba molinha e tenra virou uma geleia no rosto dela, no cabelo, no ouvido. Sem dúvida, perdi totalmente o controle naquele momento. Eu, que vinha de uma família pobre e aprendi a dividir tudo, que dividia tudo com ela, não aguentei o fato de ela não querer dividir a goiaba comigo.

Resultado: depois, eu me arrependi muito, culpei-me pelo descontrole. Após o ocorrido, ela foi para o banho e eu chorei. Respirei... Pensei muito, tentando encontrar um modo de ressignificar aquela situação.

Mais calmo, expliquei para ela que tínhamos uma vida boa, mas, caso não fosse assim, precisaríamos dividir o que tínhamos. Se tivesse um pão e dois com fome, esse pão precisaria ser compartilhado. Eu queria muito que ela entendesse isso. Mas ela continuava magoada, e eu, culpado.

Duas semanas depois do ocorrido, fomos o Duda, ela e eu para um restaurante de sushi. Estava tudo delicioso. Na hora da sobremesa ela pediu *petit gateau*, a sua sobremesa predileta. Eu e o pai Duda também pedimos. Só que pedimos duas sobremesas e estávamos em três pessoas. Foi proposital de minha parte, para ver como ela reagiria. Quando chegaram os dois pratos, ela imediatamente puxou um deles até sua frente. Então eu disse: "Vamos compartilhar".

Ela fez a mesma cara do dia da goiaba, o mesmo comportamento, a mesma reação que mexeu com meus instintos. Disse: "Eu não quero!", e mandou o prato para o centro da mesa.

Respirei pacientemente e fui até o ouvido dela:
"Eu sei que você quer muito essa sobremesa." E então fui pontual e bem silencioso no pé do ouvido, sussurrando: "Lembra-se da goiaba?"

Ela fez que sim com a cabeça e eu perguntei:
"Quer que aconteça aqui?"
Ela fez que não com a cabeça. Acho que ela pensou: *Tô lascada*.

"Então come, amor."

Ela pegou a colher, com cara de nojo, e levou o primeiro pedaço até a boca.

Eu segurei a mãozinha dela e disse no ouvido:

"Come sorrindo, com alegria."

E, assim, compartilhamos o *petit gateau*.

Três semanas depois desse jantar, teve uma festa de aniversário na escola. Ela chegou em casa com um brigadeiro todo amassado e disse: "Pai, eu ganhei na escola, mas trouxe para dividir com vocês."

Naquele momento, eu tive certeza de que posso errar como pai na primeira vez. Mas tive uma segunda chance de consertar e me senti realizado por ter sido consciente do meu erro e paciente para corrigi-lo.

Eu não faria o mesmo com a sobremesa no restaurante aquele dia. Sabia que meu papel de pai era ensinar, estava atento e no controle das minhas emoções, mas precisava deixar claro para ela que compartilhar era algo muito importante para mim, e não desistiria até que ela aprendesse. Hoje, ela compartilha a vida e o que tem com os irmãos e conta a história da goiaba. E sempre frisa para os pequenos: "Não duvide do nosso pai. Ele faz mesmo o que diz".

[Os pais erram, mas de cada erro vivido existe a possibilidade de acertar dali em diante. Aceite essa verdade da vida e aproveite a oportunidade para o crescimento de todos.]

Se for preciso, peça desculpas

Pai e mãe nem sempre têm razão. Você vai errar várias vezes e vai se arrepender. Seja humilde para pedir desculpas ao seu filho quando necessário. Mostre para ele que você também erra, mas sabe reconhecer isso e se desculpar.

A maioria de nós foi criada com a ideia de que o adulto sempre tem razão, mesmo quando está errado, e que a criança é quem sempre deve pedir desculpas. E essa mentalidade ficou enraizada no pensamento e nas atitudes de grande parte dos pais.

Para mudar, é preciso estar atento aos próprios atos e compreender que pedir desculpas não significa colocar seu filho em uma posição de poder. Não significa que ele não vai mais respeitá-lo. Pelo contrário, ele vai perceber que também é respeitado e que você também comete suas falhas e as reconhece. E que assume seus erros e procura se desculpar com quem foi afetado por seus enganos.

Pedir desculpas quando se está errado ou quando causou algum dano ou mal-entendido é um ato de humildade, coragem e respeito pelos outros. É uma maneira de reconhecer a responsabilidade pelos nossos atos e mostrar que valorizamos o relacionamento com os outros.

O AMOR PRECISA SER CULTIVADO COM AFETO, EMPATIA E COMPAIXÃO

O amor só existe se colocado em prática, por meio do afeto. A empatia é você se colocar no lugar do outro para procurar entender suas dores e dúvidas; e a compaixão é fazer algo para amenizar a dor do outro. A empatia por si só não resolve, e o amor sem afeto e sem atitude é apenas uma palavra bonita.

Ame e mostre carinho pelos seus filhos. Mostre que eles são importantes e que você cuida deles e os protege. Não presuma que eles saibam disso. Deixe isso bem claro para que se sintam seguros e protegidos.

Pedir desculpas ao seu filho quando você erra ajuda a fortalecer a confiança e a empatia entre você e ele. Seja humilde e peça desculpas sempre que necessário.

Seja empático com eles, exercite sua capacidade de compreendê-los e se colocar no lugar deles. Isso ajuda a construir uma conexão emocional mais forte entre você e seus filhos. A empatia também ajuda você, pai ou mãe, a entender melhor as necessidades e emoções de suas crianças.

Amor, afeição, empatia e compaixão. Essa é uma receita simples e transformadora que ajuda a educar filhos e crescer como pai, especialmente quando você tem mais de um filho, com idades diferentes, todos querendo o colo ao mesmo tempo.

Dizem que o amor é simples e natural para o ser humano, principalmente quando falamos na relação entre pais e filhos e entre as pessoas com quem convivemos. Mas isso não é bem verdade.

Aprendi que, assim como um músculo, o amor precisa ser exercitado para se manter forte, saudável e resistente. Percebi, com a experiência, que geralmente as pessoas dão o que receberam na vida: se elas não receberam amor, é muito difícil que ofereçam amor ao próximo.

Pense nisso quando quiser exigir que alguém o ame como você gostaria de ser amado. Essa pessoa pode ser até mesmo seu pai ou sua mãe, ou seu filho ou filha, ou ainda o seu companheiro ou companheira. Saia da posição de quem apenas espera receber amor e comece a dar amor. Por meio de suas atitudes, palavras e expressões, demonstre o seu amor por alguém.

Mas também não pense que isso é simples de fazer. É muito fácil dar amor quando alguém é dócil e merecedor. O desafio é continuar agindo com amor quando o outro lhe oferece o que tem de pior. Mas entenda que nem sempre é culpa dele... Pode ser que seja somente isso que ele aprendeu a oferecer.

Lembro-me de que, assim que conhecemos nossa filha, no nosso segundo encontro ela se aproximou e deu um tapa no meu rosto. É claro que o meu reflexo imediato seria devolver a agressão recebida. Como eu estava em treinamento para ser pai e já tinha sido advertido sobre essa possibilidade, perguntei-lhe onde havia aprendido a agir assim. Ela disse que tinha sido na Casa Lar, com os amiguinhos com quem conviveu.

Eu falei, então, que não batemos em quem amamos e ela, de imediato, disse que não me amava, portanto podia me bater. Olhei para ela e disse: você não me ama, mas eu amo você, e é isso que importa. Em minutos, ela foi até um balcão do quarto onde estávamos, pegou um creme hidratante e perguntou se poderia fazer massagem nos meus pés... Era a maneira como ela sabia expressar um pedido de desculpas. Naquele momento, entendi que ali naquele coraçãozinho tinha muito amor, mas que poderia demorar um pouco para sair daquele peito.

A maneira como seus pais foram amados na infância têm uma grande relação com a maneira como você foi amado por eles e, com certeza, tem tudo a ver com o modo como você ama seus filhos e como eles vão transmitir esse amor para os outros. Por isso, é preciso paciência e determinação para, pouco a pouco, quebrar as barreiras que isolam o amor.

Lembre-se de que tudo o que acontece no seu lar é um aprendizado para você exercitar o seu amor. Exercitar os atos de dar e receber amor. Portanto, é preciso ficar atento e aproveitar as oportunidades que a vida lhe traz para manifestar seu amor pelas pessoas da sua família, pelos seus filhos e pelos seus pais.

Olhe com a alma

Veja além do que os olhos permitem enxergar. Olhe com a alma para seu filho, sinta o amor que ele desperta em você e se preencha desse amor. É divino, não tem explicação e não precisa de palavras. É apenas para sentir.

É esse amor que o fortalece. Esse olhar carinhoso para aquele ser que depende de você para crescer. Um amor silencioso, feito de atitude. Um amor que supera qualquer outro sentimento porque é puro e verdadeiro.

Olhe com a alma para seu filho, olhe bem nos olhos dele e sinta que aquele ser está ali porque você está com ele.

Esse olhar com alma permite que muitas coisas sejam compreendidas além das palavras. Se você não consegue expressar algo, apenas olhe para seu filho e pense: *Como eu amo você, como eu gosto de estar com você, de cuidar de você, de proteger você, de aprender com você.*

Tire o dia de hoje para simplesmente treinar esse olhar.

[O amor está além das palavras. Está nas atitudes, mas começa nos pensamentos.]

NÃO DURMAM SEM TEREM FEITO AS PAZES

Cada dia é uma oportunidade para começar de novo. A cada amanhecer ganhamos um dia novinho, como uma folha em branco para escrever um novo capítulo do nosso livro da vida. Nunca sabemos como será o nosso dia, quais as novidades, os fatos, as alegrias, as tristezas... É preciso estar aberto para a vida sabendo que, por mais que sejamos controladores, não temos o comando sobre tudo. Aliás, são pouquíssimas as coisas que efetivamente podemos controlar.

Sendo assim, o seu dia pode ter sido ótimo ou não. Você pode ter encerrado o seu dia com júbilo e felicidade ou com desânimo e tristeza. Então, antes de dormir, é importante que você passe suas emoções a limpo, preparando o seu coração, sua mente e sua alma para fazer o dia seguinte ser melhor.

Comece seu balanço pensando sobre o seu dia com seu filho. Reflita se algo os aborreceu, se vocês se estranharam e ficaram de cara virada por alguma razão, e então façam as pazes. Nem precisam dizer muito. Às vezes um simples pedido de desculpas, um abraço ou, se for muito difícil ou houver resistência para esse pedido de paz, vá ao quarto do seu filho quando ele já estiver dormindo e diga no ouvido dele tudo o que precisa ser dito. Peça desculpas, desculpe-o, diga o quanto o ama, o quanto deseja que o dia seguinte seja uma experiência melhor para vocês. Limpe o seu coração e deixe que ele sinta a sua energia legítima de amor e compreensão.

Antes de escrever sobre isso, fui obrigado a interferir no banho de um dos filhos e dar um esfregão nele porque gosto muito de um banho bem-tomado e ele estava só enrolando. Passada a cena, fui até o quarto, parei ao lado dele, olhei bem sério e recebi um sorriso. Era isso que precisávamos para dormir em paz.

Aprenda a viver um dia de cada vez com seus filhos. Não guarde pequenas mágoas, limpe suas angústias antes da hora de dormir para que o sono seja restaurador e prepare um amanhã maravilhoso.

> *[Faça com que o seu travesseiro seja testemunha de suas alegrias e de seu amor por seus filhos.]*

PROVA DE AMOR – O DESAFIO QUE OS PAIS PRECISAM ENTENDER

Tenho em minha vida uma coleção de situações pelas quais eu preferiria não ter passado, mas que aprendi a transformar em momentos de reflexão em vez de carregá-las como lembranças de dor.

Muitas vezes, quanto mais tensa a situação, maior será o aprendizado, se você conseguir crescer. Entre as situações vividas, vou resumir um momento difícil pelo qual passamos. Nossa filha insistia que iria embora, estava decidida a fugir de casa.

Um dia, ela nos provocou ao extremo, por um dia inteiro, repetidas vezes, perdemos a paciência e abrimos o portão para ela sair. Eram 10 horas da noite, ela foi até o portão e voltou dizendo que fugiria no outro dia. Resultado: eu a coloquei para fora de casa e, em seguida, o pai Duda foi monitorar para saber onde ela estava.

Encontrada, chamamos a polícia e o conselho tutelar porque ela estava descontrolada. Após muita conversa e mais calmos, fomos todos para casa e, no dia seguinte, estávamos os três no conselho tutelar, onde pessoas capacitadas e acostumadas com situações semelhantes podiam nos dar a orientação certa.

Minha filha insistia que não queria mais morar conosco, que não nos amava, que não éramos pais dela, e então ela ouviu o que precisava e queria: nós éramos os pais dela... sim, éramos a família dela, e ela teria que ir para casa. De novo, voltamos, passamos um dia inteiro em regime de silêncio, até que ela se pronunciou chorando muito, pedindo desculpas e dizendo que queria nos testar, saber se realmente era amada, se aquela era a família dela.

Então ouvimos o relato dela, sobre o quanto suas pernas tremeram, o quanto sentiu medo, que bateu na porta de uma vizinha e não foi acolhida. Então, foi até a passarela próxima onde fica o posto da polícia e, ao encontrar um policial, disse-lhe que estava fugindo de casa e que chamaria a imprensa contra nós. O policial respondeu que ela devia ser mais grata. Ela nos contou que só faltou "se cagar" de medo, e tudo isso como se fosse a constatação de que tinha cometido um erro muito grave.

Ela nunca mais ameaçou fugir e, quando lembramos do fato, rimos porque até hoje ela passa pela praça onde tudo aconteceu e acha que os policiais a conhecem como a menina da passarela. Por sorte, um dia desses ela passou por lá e... Não é que foi reconhecida?

Fugir de novo? Hoje, ela diz que só se for para se casar.

Temos inúmeras histórias de situações que foram tristes e tensas de início, mas que conseguimos ressignificar com humor para que elas não se transformassem em trauma. Porque trauma é tudo o que levamos a sério demais para repetir o sofrimento e viver com ele o tempo todo, muitas vezes nos vitimizando... Aqui em casa, sempre afirmamos que nossos filhos não nasceram para serem vítimas, e sim para serem guerreiros.

Se você não conseguir fazer essa positivação imediatamente, logo quando algo difícil acontecer, aprenda a fazê-la com o tempo, passando a olhar para o ocorrido de maneira diferente, contando sobre ele com um olhar de aprendizado.

É uma espécie de lente que colocamos sobre um fato, de modo que o vejamos de maneira menos dolorida. Acredito que você já tenha percebido isso. Puxe um pouco pela memória e procure se lembrar de um fato da sua vida que, ao acontecer, pareceu ser tão difícil, mas hoje você consegue falar dele de uma maneira um tanto divertida, ou como a grande lição da sua vida.

A prova de amor é fruto de uma dúvida que carregamos sobre o amor dos nossos pais, porque geralmente um filho nunca se sente amado o suficiente. Um filho se sente abandonado quando o pai ou a mãe saem de casa para trabalhar, quando não fazem tudo o que o filho quer, quando não dizem sim para tudo. Mas, sem conseguir expressar essa dúvida, as crianças agem inconscientemente para que os pais demonstrem o amor. Por esse motivo, nos momentos em que os filhos menos merecem, os pais precisam entender que são aqueles em que eles mais precisam de colo e da certeza de que são amados.

E quer saber mais? Em alguns relacionamentos entre casais, esse ciclo se repete.

AMAR SE APRENDE

Chegamos ao mundo sem saber o que é amor ou o que é ser amado. Somos apenas um ser iluminado, em um corpo físico, que começa ser estimulado com emoções.

Acreditamos que a maneira como somos tratados pelos nossos pais seja amor. Assim se aprende na prática como tratar a quem se ama.

Se com frequência o pai ou a mãe castigam, gritam, batem, desprezam, agridem com palavras e gestos, fazem com que o filho se sinta a pior das criaturas e o humilham, esses momentos ficam marcados na mente da criança e podem ser interpretados como se fossem um jeito de seus pais a amarem.

Quando alguém aprende dessa maneira com seus pais, é bastante provável que repita o comportamento com os próprios filhos, ou com outras pessoas, ou ainda buscarão durante a vida pessoas que o tratem do mesmo modo. Por isso, é preciso estar atento, sempre alerta, pois muitas vezes somos vítimas de vítimas. E precisamos mudar esse círculo vicioso.

Podemos mudar para melhor e aprender a dar e receber amor quando desenvolvemos nossa consciência e conseguimos interpretar melhor tudo o que aconteceu ao longo da vida. É quando o lado racional consegue manter contato com o ser iluminado que somos. Ter um filho é uma grande oportunidade de começar de novo, reescrever a nossa história e reaprender o que é amor, na prática. Um filho é um livro vivo e cada dia é uma nova página.

Com certeza, quem é pai vai errar muitas vezes, em alguns momentos vai dar ao filho o que recebeu de errado na vida. Mas o importante é estar consciente de seus atos, para que possa corrigi-los e não mais os repetir.

Não se assuste com isso e não desanime. Afinal, nem tudo o que você recebeu na vida foi amor e é provável que leve tempo para aprender a dar amor de verdade. É preciso reaprender, o que muitas vezes é ainda mais difícil. Então, tenha paciência consigo mesmo, mas não esmoreça na tarefa de aprender a dar amor de verdade para seus filhos.

[Ter um filho é a sua chance de começar de novo e reaprender o que é amor, na prática, reescrevendo a própria história.]

ENFRENTANDO DIAS DIFÍCEIS

Os dias perfeitos estão reservados para as redes sociais, onde normalmente se postam os melhores momentos do dia a dia – ou, muitas vezes, onde as pessoas postam algo muito diferente daquilo que realmente são. A vida real é diferente e todo e qualquer pai ou mãe sabe muito bem disso.

Ter mais de um filho com gripe ao mesmo tempo, você adoecer com eles, mas precisar ser o mais forte de todos; enquanto outro filho faz birra, exigindo mais de sua atenção. Um filho que enfrenta você, aquele que se machuca e lhe dá um baita susto. Filho que briga, empregada que falta, problemas no trabalho e você precisando levar seu filho ao médico; e deixar os outros com o filho mais velho... Pense nisso tudo ao mesmo tempo e no mesmo dia. Esse é o retrato de um dia difícil. Mas eu também sei que poderia ser pior, como naqueles casos em que nos falta saúde e recursos.

Como enfrentar uma situação assim? Fugir é uma alternativa, mas não é solução. Tudo vai ficar bem pior se você não agir com determinação e foco na solução... E com muita paciência.

Quando vivo um momento difícil, eu respiro e penso que ele também vai passar; afinal, nada é para sempre, nem mesmo os momentos desagradáveis. Tudo é momentâneo e faz parte do pacote que se chama vida.

Priorize suas ações e faça o que está ao seu alcance. Não se desespere. Ter a consciência de que as coisas são passageiras e de que nada dura para sempre, que o tempo muda tudo a todo momento, é uma maneira de viver a paternidade com sabedoria.

[O que é bom vai passar.
Mas o que é ruim, também.
Esse é o retrato da vida.]

TEM COISA QUE É NATURAL

Criança faz birra, chora, grita, quebra brinquedo, mexe nas coisas que não pode, conta mentirinhas, tenta enganar os pais, pode pegar o lápis do amiguinho na escola, briga com o irmão, sente raiva do pai e da mãe, fica de mal... Isso tudo é natural, mesmo assim os pais se incomodam com todo esse movimento. É coisa de criança, e a boa notícia é que passa, porque os filhos crescem.

Sem contar o dilema que é para tomar banho, escovar os dentes após refeições, lavar as mãos, sair da cama cedo para ir para a escola, dormir no horário, fazer as tarefas, não deixar brinquedos espalhados pela casa. Multiplique isso tudo por cinco. Pode ser que este seja o motivo de tanta curiosidade sobre a nossa vida, e eu digo: rotina, disciplina e uma boa pitada de paciência e aceitação sobre algumas coisas que são normais são o segredo.

O papel de um pai é direcionar. É cansativo, exaustivo, complexo. É como empinar uma pipa: vamos dando linha e ela vai se distanciando; quando ameaça cair, tomamos o controle e a colocamos nos eixos, mantendo-a sempre ao alcance da nossa visão, cuidando com o vento para que ela não caia e a linha não arrebente. Se seguramos demais, a pipa não voa. É preciso dar linha para que ela vá mais longe e mais alto, ainda que algumas vezes seja preciso puxá-la para perto de nós para que ela possa retomar sua dança com o vento.

A realidade é que com o passar dos anos os filhos vão se distanciando, mas sempre estarão ligados aos pais, à origem de onde saíram. Eles têm que passar por todas as fases e receber todos os cuidados dos pais, mas também precisam de espaço para voar... Assim como a pipa que empinamos.

Por isso, aceite que não controlamos tudo, e as crianças – assim como os pais – passam por fases. Contanto que os valores ensinados aos filhos sejam claros; contanto que deem bons exemplos às suas crianças; contanto que tratem seus filhos com amor e respeito, acredito que não é preciso se preocupar tanto. A birra vai passar, a infância vai passar e deixará boas lembranças.

SUA PRESENÇA É A SEGURANÇA DELES

Com o tempo, aprendemos que precisamos ter diversos tipos de segurança. Podemos estar financeiramente seguros, sentir que estamos em um lugar sem riscos, onde nada de mau possa acontecer, ou também estar protegidos por algo ou alguém. Podemos sentir que temos um lugar seguro para compartilhar nossas emoções, temos segurança de ir e vir na cidade em que moramos... Enquanto para nós, adultos, a segurança pode significar uma série de coisas materiais, para a criança segurança é estar perto do pai ou da mãe.

Um filho nos ensina que somos a fortaleza de qual ele precisa. Ao nosso lado, ele se sente seguro, como se nosso colo e nossa mão tivessem o poder de acalmar todas as suas preocupações e acabar com as ameaças. Para ele, somos como heróis que tudo resolvem. Nosso colo e nossa mão acalmam e curam.

Ao lado do pai ou da mãe, a criança encontra a paz; ali é onde ela se sente segura e encontra sua verdadeira casa.

Lembro-me de que, quando criança, eu saía de casa com minha mãe e sua mão era meu porto-seguro enquanto caminhávamos. Hoje, quando estamos em um lugar estranho e os pequenos me pedem colo ou seguram na minha mão, sinto que sou o maior símbolo de segurança que eles têm. A confiança que meus filhos depositam em mim me dá poder e certeza de que posso protegê-los e de que eles podem realmente confiar que estarei sempre ao lado deles.

Minha filha Ellen diz que sabe um segredo a meu respeito e vive me ameaçando. Sabe qual é? Que eu sou um super-herói. Ela diz que, se eu bobear, ela vai contar para todo mundo. É assim que ela me vê, como alguém que a deixa segura.

Na verdade, ela não deixa de ter razão; eu sou mesmo esse super-herói. Só não conta para ela que eu escrevi isso aqui.

Não deixe que seu filho perca essa sensação.

ADOTE SEU FILHO ANTES QUE ALGO OU ALGUÉM O FAÇA

Aqui em casa fomos adotados pelos nossos cinco filhos e eles adotados por nós. Penso que é assim que tem que ser, porque hoje em dia vejo muitas crianças sendo adotadas por celulares, jogos eletrônicos, tablets, aplicativos, programas de tevê e, lamentavelmente, por outras pessoas que nem sempre são do bem, mas que acabam ocupando um espaço importante no lugar dos pais.

Por isso sempre aconselho: pai, mãe, adotem seus filhos. Adotem com carinho, responsabilidade e amorosidade. Entreguem-se de corpo e alma aos seus filhos e aprendam com isso. Não abandonem seus filhos, não desistam deles.

Adotar os seus filhos é uma decisão importante. Veja que não estou falando aqui simplesmente do ato da adoção em si. Estou dizendo que, sejam seus filhos biológicos ou adotivos por lei, é fundamental que você assuma a responsabilidade de cuidar dos seus filhos e lhes oferecer o melhor que pode. Esse é o real significado quando digo "adote os seus filhos". É fundamental que você, como pai ou mãe, dedique-se ao máximo para criar um ambiente seguro e amoroso para a criança, proporcionando um lar onde ela se sinta amada e acolhida.

Certa vez, minha filha estava relutante em fazer a tarefa de casa. Ela lamentava que uma amiga tinha dito que ela era burra. Imagine: se essa afirmação de uma amiga teve peso na autoestima dela, pense no peso que têm as minhas palavras e atitudes. Então olhei bem nos olhos dela e disse: "Fique tranquila e esqueça o que sua amiga disse. Eu nunca vou desistir de você, jamais, porque acredito em você". Isto é que eu chamo de verdadeira adoção: é estar com seus filhos, lado a lado, sendo o suporte deles nas horas em que mais precisam e participando da felicidade deles nas horas de alegria.

Adote seu filho com suas boas palavras, seu encorajamento, seu abraço e o limite que ele precisa. Carregue-o nos braços de sua alma. Dê o abraço que o faça se sentir importante e amado. Adote seu filho de tal modo que ele se sinta completamente seguro e confiante ao seu lado. O mundo não precisa mais de crianças abandonadas, nem nos abrigos e nem dentro das casas.

Mesmo assim, seu filho poderá dizer que não é compreendido, que você não tem tempo suficiente para ele, que você não ouve o que ele tem a dizer. Os filhos não têm limites para o amor, sempre querem mais. Por isso, faça sua parte.

A questão do tempo

Descobri que não era a fama, o poder,
    ou a posse de bens
Que faria de mim uma pessoa realizada.
Eu tinha sede de significado,
Algo que desse sentido à vida.

Minha alma ansiava por um propósito,
Queria viver de tal maneira
Que minha existência fosse capaz de mudar
    o mundo.
E deixar uma marca que fosse querida.

Busquei por respostas em todo canto,
E encontrei a resposta mais simples e pura:
Ter um filho, para dar amor.

Um filho que recebe amor, e quem sabe
    aprenda a dar, é o começo
De um "eu" melhor, de uma nova jornada,
Onde um mundo melhor se inicia.

TEMPO DE QUALIDADE: O SEGREDO DO VÍNCULO

Para ser um pai ou uma mãe realmente presente é fundamental que dediquemos tempo à paternidade ou à maternidade. Nesse caso, não se trata de quantidade de tempo, e sim de tempo de qualidade. Isso envolve muito mais do que apenas estar presente fisicamente. É preciso estar consciente e envolvido emocionalmente com os filhos. É preciso estar presente de corpo, mente e alma.

E qual a maior reclamação das pessoas hoje? Não ter tempo! Viver correndo, com a sensação de que sempre tem algo que não foi feito para ser concluído.

A boa qualidade do tempo gasto com os filhos é essencial para a construção de um relacionamento saudável e significativo. Isso envolve interações positivas, que ajudam a fortalecer a conexão emocional entre pais e filhos. Momentos como conversas, brincadeiras, leituras de histórias, atividades praticadas em conjunto, fazer as refeições juntos, cozinhar em família, entre outros, são grandes oportunidades para se criar uma conexão mais profunda.

Quando os pais estão realmente presentes, os filhos se sentem amados, valorizados e compreendidos, o que ajuda a construir a autoestima, a segurança e a autoconfiança deles. Além disso, essa presença ativa também ajuda a estabelecer limites e regras claras, e incentiva o desenvolvimento de habilidades sociais, emocionais e cognitivas importantes.

SEJA MAIS DO QUE UM SIMPLES PROVEDOR

Não faz muito tempo que o papel de um pai na família era ser o provedor, e o da mãe era criar os filhos e cuidar da casa. Mas as coisas estão mudando aos poucos. As mulheres trabalham tanto quanto os homens e também colaboram com as despesas da casa. Sem contar que a configuração familiar também mudou bastante nos últimos anos.

Portanto, ser apenas um provedor não é o único papel de um pai.

O tempo com a família é uma riqueza tão grande que depois que você perde não consegue comprar de novo nem com todo o dinheiro que acumulou.

É o convívio e a vivência que tornam a relação entre pais e filhos preciosa e geradora de boas lembranças e boa formação para os filhos. Por isso é preciso dedicar tempo às suas crianças.

No entanto, é comum ouvirmos muitas pessoas dizendo por aí que tempo é dinheiro. E percebi que talvez esse seja o motivo pelo qual muitos pais não dedicam mais tempo aos filhos. Como se o tempo dado aos filhos fosse tirar o tempo de se ganhar mais dinheiro.

Sua família não precisa de alguém apenas para pagar as contas. Ser um pai ou uma mãe de verdade não é somente garantir que os filhos estejam em uma boa escola, vestindo uma boa roupa, comendo o que há de melhor, viajando nas férias ou sempre com o último modelo do celular.

Ser apenas um bom provedor é dar ao filho ou à família somente o que o dinheiro pode pagar. Mas existem coisas fundamentais das quais os seus filhos precisam e o dinheiro não compra.

O dinheiro que você ganha e as coisas que compra com ele não vão substituir o seu amor e a sua presença. Se para ser provedor você está ficando ausente demais da vida de seus filhos, é preciso tomar atitudes para corrigir isso. Muitas vezes, é preciso deixar de dar algum bem material supérfluo para os filhos e trabalhar um pouco menos para poder estar mais tempo com suas crianças.

Pode parecer um tanto difícil, em alguns casos, trabalhar menos e abrir mão de um dinheiro extra, mas pode ter certeza de que o tempo a mais dedicado aos seus filhos terá muito mais valor do que qualquer coisa que você pudesse comprar para eles.

Dinheiro é bom e necessário, mas não compra o tempo perdido. É algo terrível quando um pai ou mãe se dá conta de que os filhos cresceram e eles não têm nem mesmo boas recordações em conjunto para contar a sua história.

Como pai, ou mãe, seja mais participativo. Se você acredita que é difícil reduzir seus ganhos financeiros, verifique o que está comprando a mais, de modo desnecessário, com o dinheiro que ganha. Pergunte a si mesmo se para ter essa camisa de marca, esse celular mais caro, frequentar esse restaurante, você precisa ficar mais tempo longe do seu filho e da sua família. Pode ser apenas uma questão de fazer escolhas conscientes para você mudar para melhor o tempo que tem ao lado de seus filhos.

Ouvi de um amigo a seguinte história: um pai trabalhava muito e nunca ficava com o filho. Um dia o filho lhe perguntou quanto custava uma hora do seu trabalho. O homem falou o valor. E o filho quebrou seu cofrinho, onde estava toda a sua poupança de moedinhas, deu o dinheiro ao pai e perguntou: "Será que isso dá para eu comprar uma hora do seu tempo?" Pense sobre isso.

[O dinheiro que você ganha e as coisas que compra com ele não vão substituir o seu amor e a sua presença.]

NÃO DEIXE O CONSUMISMO AFASTAR VOCÊ DO SEU FILHO

Minha filha me trouxe um livro da escola com a tarefa de interpretar o desenho de um homem saindo de uma loja carregando dezenas de sacolas. O tema principal era reciclagem, sobre reaproveitar o que se tem.

Naquele momento, eu percebi que meus hábitos de consumo estavam mudando e que isso estava sendo ótimo para mim e para minha família. Percebi que não precisava de tantas calças e tantos sapatos e que cada coisa desnecessária que eu comprava consumia meu tempo, porque precisaria trabalhar mais para pagá-las e ainda para adquirir outras coisas desnecessárias.

Depois que nossos filhos chegaram, meu interesse pelas compras se reduziu drasticamente. Comecei a entender que, possivelmente, eu comprava muitas coisas para preencher algo que me faltava. Eu já fiquei horas em um *outlet*, tive dezenas de relógios e óculos e uma coleção de camisas e mochilas.

Meus filhos me fizeram rever alguns hábitos e o de consumo consciente é um deles. Hoje sei que é preciso pensar na hora de consumir e que posso fugir daquele bombardeio que recebemos da sociedade, que nos diz que devemos comprar isto ou aquilo, para que possamos fazer parte de um determinado grupo, para que sejamos aceitos pelo que temos e não pelo que somos. Os filhos me ensinaram, na prática, que devo fazer três perguntas antes de comprar qualquer coisa:

* Eu quero isso?
* Eu posso comprar isso?
* Eu realmente preciso disso?

Com relação à paternidade, podemos e devemos nos fazer perguntas do tipo: será que meu filho precisa estudar na escola mais cara da cidade? Ou ter o último modelo de celular aos 7 anos? Ou ter um brinquedo igual ao que o amigo tem?

É importante compreender que as coisas definitivamente não substituem a presença dos pais. Mais importante que o tênis mais caro, o brinquedo mais tecnológico, a roupa de grife ou o restaurante caro demais, é o que investimos para ficar ao lado dos nossos filhos o maior tempo possível.

Ter uma vida confortável, com segurança, acesso à cultura e educação é fundamental, mas se tudo isso custa seu tempo e o separa da família, é preciso rever os conceitos, criar alternativas, fazer adaptações e ganhar tempo para estar com os filhos.

Muitas coisas que pagamos para alguém fazer, por exemplo, custa o nosso tempo ao lado da família. Acabamos trabalhando mais para pagar alguém para fazer algo que poderíamos tranquilamente fazer ao lado dos nossos filhos e de modo mais divertido.

[O melhor presente que você pode dar aos seus filhos é o seu tempo.]

PARTICIPE ATIVAMENTE DA VIDA DO SEU FILHO

Ter tempo para a família é algo muito especial. Não é apenas ter tempo para ficar em casa trabalhando, olhando o celular ou vendo tevê. É ter tempo para dar atenção para o seu filho, ouvir sincera e interessadamente o que ele tem a lhe dizer, ficar junto de verdade, ficar abraçados, conversar, ler um livro juntos, ajudar a fazer a tarefa da escola, sair juntos para uma caminhada curta, fazer as refeições juntos, agradecer pelas bênçãos recebidas, ir até um parque e brincar, empinar pipa, jogar bola, assistir a um filme juntos, cozinhar para a família. Enfim, existe uma infinidade de atividades que um pai pode fazer com seus filhos de modo que o tempo que passem juntos seja memorável e glorioso.

Não importa tanto quantas vezes você consiga fazer isso em uma semana, o importante é que o faça. Esses momentos ficarão marcados na sua memória afetiva e na de seus filhos para a vida toda como sendo os melhores já vividos – e isso fará uma grande diferença na vida deles e na sua.

É importante que você compreenda e aceite que as crianças são positivamente insaciáveis, e isso é muito bom para o desenvolvimento delas e da relação entre pais e filhos. Então, não espere que elas se satisfaçam. Seus filhos sempre vão querer mais e mais a sua atenção, porque é gostoso demais ter o pai e a mãe por perto. Você vai até mesmo ficar com a sensação de que nunca brincou o suficiente com eles. Seus filhos farão você se sentir assim.

Se você está entre aquelas pessoas que vivem reclamando que não têm tempo, proponho um desafio para a sua semana: criar tempo de qualidade para ficar junto de seus filhos. Eu entendo que existem muitas prioridades na vida, mas a sua família precisa do seu tempo de verdade – e não existe prioridade maior do que essa. Além disso, é preciso compreender que não existe falta de tempo, o que existe é falta de priorizar o que realmente é importante.

Participe das reuniões da escola de seus filhos, vá às apresentações deles, por mais simples que sejam, elogie o desempenho dos seus filhos, perceba no que cada um deles é talentoso e contribua para que eles se descubram.

[Pegue papel e caneta agora mesmo e escreva: anote quanto tempo de qualidade você irá dedicar aos seus filhos nesta semana e como vai usar esse tempo com eles.]

A AUSÊNCIA DOS PAIS E SUAS CONSEQUÊNCIAS

Uma infância marcada pela ausência dos pais na vida da criança traz sintomas que ficam evidentes quando ela se torna um adulto. Se observar com atenção, vai encontrar no seu dia a dia diversas pessoas que apresentam alguns dos que listei a seguir:

- *Falta de amor-próprio*: não se sentem dignas de receber amor, nem que seja o amor por elas mesmas.
- *Sentimento de incapacidade ou inferioridade*: acreditam que os outros são melhores do que elas.
- *Agressividade*: não conseguem tratar bem os outros porque vivem na defensiva, tentando se proteger de qualquer ataque. Os castigos recebidos na infância, ou mesmo a violência, deixaram nelas uma marca de raiva.
- *Não conhecem limites*: a falta de limites na infância gerou inconsequência para as atitudes na fase adulta.
- *Tristeza e depressão*: a falta do amor criou um espaço de tristeza que será visitado durante a vida.
- *Insegurança e medo*: por não terem acreditado nelas na infância, tornam-se adultos inseguros e com medo.
- *Ansiedade e medo do futuro*: a falta de estímulo, de retorno positivo e do reconhecimento dos seus talentos fizeram com que crescessem na incerteza das suas capacidades e com medo do que pode acontecer.
- *Dificuldade em perdoar pai e mãe*: acreditam que os pais são responsáveis pelos traumas, não conseguem enxergar a própria história por outro ângulo e perdoar o passado. Precisam sempre culpar alguém.
- *Insatisfação com o que tem*: o amor, a atenção do papai e da mamãe era tudo que mais desejavam e não tiveram. Vivem buscando tapar o buraco, mas estão sempre com a sensação de que nada as satisfaz.
- *Possibilidade de valorizar mais as coisas materiais do que as relações*: principalmente quando o amor e a presença foram substituídos por presentes e coisas.
- *Dificuldade em manter relacionamentos afetivos duradouros*: não acreditam em relações que tenham como base o amor.
- *Dificuldade em expressar o amor que sentem*: o que gera sofrimento, porque o amor que têm fica guardado e pode até fazê-las adoecer.

[Pais ausentes, filhos doentes. Uma doença que eles carregarão pela vida toda.]

Sim, tem cura; você pode melhorar

Se você, como pessoa, pai ou mãe, se identificou com um ou mais dos sintomas listados no tópico anterior, considere que a causa pode estar na sua infância, na relação com seus pais. No entanto, está tudo bem, porque ninguém tem a vida perfeita. O segredo é, mesmo com todas essas marcas da ausência de afeto, descobrir maneiras de tornar a vida mais leve. O que aconteceu já está no passado e a boa notícia é que, hoje, você tem a oportunidade de curar as feridas que ainda estão abertas.

Tudo o que aconteceu na sua infância precisa ser visto como a grande oportunidade para a sua própria evolução e não com tristeza, como se fosse uma fatalidade. Não adianta lamentar a vida toda pelo que aconteceu; é preciso aceitar, para poder seguir em frente e se desprender das amarras do passado.

Não importa o quanto você tenha sofrido durante a infância, quanto suas dores se transformaram em traumas, quanto você não tem se sentido amado e adoece por isso. Enquanto você se agarrar ao que não pode mudar, estará sempre se colocando na posição de vítima, o que não o ajuda a reagir e dar a volta por cima. É tempo de despertar para a vida e aproveitar tudo o que aprendeu para seguir em frente.

A questão aqui é saber viver com o que a vida lhe deu. A cura está em aceitar e saber carregar com leveza os acontecimentos. A cura não está em mudar o passado, mesmo porque isso é impossível, ou mesmo em esquecê-lo, mas, sim, em poder falar sobre ele sem sentir dor. Portanto, chega de lamentações. Você tem agora a oportunidade e o poder de reescrever essa história.

E aqui está o principal ganho dessa questão: isso tudo lhe serve de lição e experiência para usar como base na criação de seus próprios filhos e lhes dar todo o amor e a compreensão que eles merecem e de que precisam para crescerem saudáveis e felizes.

Se você recebeu esse privilégio de ser pai ou mãe, saiba que esse é um presente que lhe foi dado pelo universo. Podem ser filhos biológicos ou por adoção, a paternidade ou a maternidade é sempre uma oportunidade rica para a sua evolução e a de seus filhos. Não se trata de uma questão biológica, e sim de um encontro de almas.

[A paternidade, ou a maternidade, é o milagre da cura acontecendo na prática. É a oportunidade de passar a sua vida a limpo e semear amor, esperança e felicidade na vida de seus filhos.]

Viva o agora

Os filhos nos trazem uma oportunidade única. Eles nos ensinam a viver o tempo presente porque não estão preocupados com o que vai acontecer amanhã. Se vai ser bom, se vai ser ruim, se vai chover ou fazer sol, se vai faltar algo, para eles não interessa. É o agora que importa. Aprenda com seus filhos.

Da mesma maneira, as crianças não ficam lamentando sobre o passado, mesmo que esse passado tenha sido duro e amargo. Elas mergulham no presente e o vivem intensamente. A criança se entrega ao que está fazendo e vive o que tem no agora. Algo muito diferente da maioria dos adultos, que tomam café da manhã pensando no almoço e almoçam pensando no jantar.

Permita-se mergulhar no tempo presente. Em especial, entregue-se à convivência com seu filho, quando estiver fazendo algo com ele. Entregue-se no abraço, na brincadeira, na farra, na descontração de viver o momento. Aproveite essa oportunidade única enquanto ele não sabe nem mesmo conjugar os verbos no futuro ou no passado. Aproveite essa época em que, para ele, o que existe é o agora, o que vale é o que ainda está acontecendo.

Mesmo quando esperam por algo, os filhos esperam pelo melhor. A espera deles é pelo dia que o Papai Noel vai chegar, pelo coelhinho da Páscoa, pelo dia da festa de aniversário. Enquanto os adultos têm a preocupação constante de tentar prever o que de pior pode acontecer, as crianças sempre esperam pelo melhor.

[Aprenda com seus filhos. Se você aprender apenas essa simples lição, de viver o momento presente, sua vida se transformará.]

TER CONSCIÊNCIA É VIVER NO AQUI E AGORA

Quando você é um pai presente, não dá tempo de sua alma sair do corpo e ficar vagando em algum lugar do passado ou do futuro, nem perambulando por outros lugares que não sejam aquele em que você está com seu filho.

É preciso viver no aqui e no agora quando o assunto é o convívio com seus filhos. Não dá para viver no piloto automático, repetindo todos os dias a mesma coisa, estando superficialmente com suas crianças, como se isso fosse apenas uma obrigação. Pode estar certo de que você, como pai ou como mãe, será sempre alertado pela vida de que existe alguém que depende de você e será chamado à responsabilidade por isso.

"Pai" é, sem dúvida alguma, a palavra mais falada em nossa casa. Temos cinco filhos que precisam da nossa atenção, e, cada vez que ouço algum deles dizendo "pai", minha alma volta para o meu corpo, esteja ela onde estiver. É o maior exercício de preencher minha vida com o tempo presente. E estar realmente presente me dá maior controle sobre minhas ações e reações, permitindo que eu seja adequado e amoroso no tratar com meus filhos, independentemente de qual seja a situação que estamos vivendo juntos. Assim como disse o conselheiro e mestre espiritual Eckhart Tolle, em seu livro *O poder do agora*:[5]

> ❝ Quando vivemos em uma completa aceitação do que é, todos os dramas da nossa vida chegam ao fim. Ninguém consegue ter a mais leve discussão conosco, não importa o quanto tente. Não se pode discutir com alguém completamente consciente. ❞

NUNCA É TARDE DEMAIS

Imagine que seu filho chegue até você com 8 anos e tudo o que ele viu, viveu e aprendeu não foi convivendo com você. Mais ainda, pense que o mundo em que ele vivia não era adequado para o crescimento saudável de uma criança, quer seja emocional ou fisicamente.

Imagine ainda que seu filho já tenha aprendido vários comportamentos que não são parecidos com os seus, que ele não saiba abraçar e não tenha coragem de olhar nos olhos porque não recebeu

---

[5] TOLLE, E. *O poder do agora*. Rio de Janeiro: Sextante, 2004, p.177.

carinho e atenção para se se sentir seguro, por tudo isso ele já não acredita que exista gente boa.

Todo filho – biológico ou adotado – chega aos nossos braços sem saber o que é amor. À medida que ele recebe amor, aprende a expressar e dar amor. Se desde os primeiros dias seu filho recebeu esse amor, com certeza ele terá esse amor para dar.

Agora, imagine que até os 8 anos ele não tenha recebido esse amor e então também não saiba dar amor. Ou talvez nem mesmo saiba o significado de amor. Trazer esse filho para o amor se torna realmente um grande desafio. Imaginou?

Essa foi a nossa realidade quando nossos filhos chegaram à nossa vida. O Duda e eu recebemos a missão divina de reconstruir o que eles haviam aprendido por um longo tempo, apresentando-os a um caminho amoroso.

Os filhos chegam para desmontar o nosso coração e extrair de lá o amor que existe em cada um de nós para que possamos amá-los e protegê-los. Eles nos escolhem, eles nos ensinam o tempo todo e, assim, nos mostram o caminho para nos tornarmos seres humanos melhores.

> ❝ Acredito que o papel de um filho é despertar o sentimento de um amor especial nos pais. Por esse motivo, sempre digo que eles são nossos mestres. Independentemente de como e com qual idade nossos filhos chegaram até nós, eles poderão transformar completamente a nossa vida. Não importa há quanto tempo eles estejam conosco, ficará evidente que sempre é possível melhorar quem somos para nos tornarmos melhores pais e mães. ❞

Se você já pensou em adotar uma criança e tem receio de que, caso ela tenha mais de 3 anos, já venha com a personalidade formada, existe um argumento poderoso que vai ajudar você a pensar de modo diferente: você com certeza conheceu ou vai conhecer alguém com mais de 20 anos, vai levar essa pessoa para dentro da sua casa para que ela participe da sua vida, vai chamá-la de marido ou esposa, e essa pessoa, sim, tem a personalidade formada. Mesmo assim, você se entrega sem receio a ela.

Então, qual é o medo que você pode ter de uma criança? Do seu fracasso como pai ou como mãe? Pense um pouco sobre isso e considere que a paternidade e a maternidade também são aprendizados. Você não nasceu sabendo ser pai ou ser mãe. Você só vai aprender vivendo essa realidade.

[Não tenha medo de ser pai ou ser mãe e dar amor aos seus filhos. E não se preocupe com o futuro deles. Ocupe-se com o que você faz hoje. No futuro eles escolherão seus destinos.]

Rotina e organização

Quantas vezes é preciso repetir,
Dizer, explicar, que esse não é o jeito certo,
    que esse não é o lugar?
Você quer no amor ou na dor?
Não aguento mais falar isso para você.
Desculpe se às vezes eu me perdi.
Eu só quero lhe ensinar... Quero deixar você
    livre de mim... Quero ver você voar.

ROTINA, HÁBITO, REPETIÇÃO

Repetindo se aprende. Você se tornou o que é porque fez e repetiu várias vezes a mesma coisa. Quer mudar? Faça e repita coisas novas e você será uma nova pessoa. Com as crianças funciona exatamente assim. O que elas fazem repetidas vezes se torna parte da rotina e fica muito mais fácil continuar fazendo.

Quer alguns exemplos? Repetir sempre a mesma hora de dormir, as regras antes de dar o celular para o filho, a hora de fazer a tarefa, definir onde colocar os calçados, determinar a responsabilidade por arrumar os brinquedos depois de brincar... Quando repetimos diversas vezes, tudo vira hábito.

Se alguns comportamentos são indesejados no seu filho, lembre-se de que eles foram construídos em parceria com você e com o seu consentimento – salvo nos casos das crianças adotadas, que já chegam na nova família com alguns hábitos enraizados e que precisam ser reformulados. E, pode acreditar, desaprender algo é mais difícil do que aprender – por experiência própria posso lhe dizer que o trabalho é dobrado.

Se você quer estabelecer um novo hábito, saiba que poderá encontrar certa resistência inicial. Com o tempo, porém, seu filho vai se conformar que existe uma regra e vai aderir a ela. Quer um exemplo? Se seu filho tem o celular, a televisão ou o videogame liberados, reduza o tempo de uso, coloque regras, crie hábitos novos. Com certeza você lidará com reclamações iniciais, mas logo vocês estarão convivendo com muito mais qualidade.

[Criar rotinas e hábitos nem sempre é fácil, mas sempre vale a pena corrigir o que está desajustado na vida de seus filhos.]

Telas e celulares

O que se faz rolando as páginas nas redes sociais é olhar como algumas pessoas supostamente estão vivendo, o que nem sempre é a realidade delas. É muito comum que postem coisas bem diferentes do que é a sua vida real.

Portanto, não deixe que esse material sirva de inspiração para seus filhos e que suas melhores lembranças sejam os curtos momentos únicos e inesquecíveis reservados para uma foto com cara de feliz. Mostre na prática para seu filho que existe uma vida além das telas do celular.

A maioria dos pais não consegue tirar o celular das mãos dos filhos porque foram eles mesmos que o deram para ocupar o tempo da criança ou do adolescente e, assim, terem mais tempo livre para fazer outras coisas.

É inquestionável o mal que o uso excessivo de telas está causando na população em geral e, em especial, nas crianças e nos adolescentes. A hiperconectividade já é considerada um vício tal qual o cigarro, o álcool e as drogas pesadas, uma dependência que gera ausência de criatividade, afastamento da vida real e inúmeros problemas psicológicos. Portanto, já sabemos qual é o problema. A questão é como resolvê-lo.

Acredito que a solução vem por meio da conscientização e do limite que deve ser dado aos filhos quanto ao uso desses aparelhos. Devendo-se usar o mesmo rigor com que não se deixa uma criança dirigir, ou beber, até que tenha idade para ser responsável pelos seus atos e tenha consciência plena para tomar suas decisões.

Você, pai ou mãe, vai ter que insistir sempre com seus filhos, mostrando que o uso de um celular e de uma rede social pode ser útil como fontes de consulta e pesquisa, mas que também oferece altos riscos quando usados de modo desregrado.

Vivemos em uma era de transição e a humanidade está deslumbrada com tantas possibilidades virtuais, com acesso ao mundo e a realidades que seriam possíveis apenas na imaginação. É possível entrar na casa de um milionário ou marajá do mundo árabe, viajar com a estrela de cinema, ver a mãe do ano ter seu bebê, sentar-se à mesa com o cara que você mais admira, ver cenas sensuais da mulher ou do homem que você acha o mais lindo do planeta. E então, você tira os olhos de uma tela e se depara com uma vida sem muita emoção, sem graça, com pessoas que você nem admira tanto. E assim, frustrado, você volta para as telas, porque lá está melhor de se viver.

É preciso muito diálogo e prática para mostrar aos seus filhos que existem atividades reais e interessantes, fora do celular. Faça do convívio com seu filho um lugar emocionante, cheio de presença, para que a vida real seja de fato mais interessante do que as telas. Essa é a única alternativa para que alguém possa ver as telas como uma diversão descartável e não como o cenário principal da vida.

Aqui em casa, decidimos que os filhos só terão celular com regras claras e contrato assinado entre nós, que prevê a perda do celular em casos de acessar redes proibidas para a idade, praticar *bullying* em comentários, tirar nota abaixo da média na escola, conversar com estranhos ou passar a eles o número de celular, além de nós, pais, termos acesso aos conteúdos diariamente. Então, criamos um celular comunitário da família, onde os filhos mais velhos podem receber recado dos amiguinhos, da escola e fazer consultas monitoradas quando necessário.

Já os filhos menores, eles nem chegam perto de um celular. Quando muito, permitimos apenas que vejam algum desenho animado, muito raramente, se estamos juntos em alguma atividade fora de casa.

É coisa fácil controlar tudo isso? Não. Mas é preciso. Acreditamos que o celular é uma fonte de consulta riquíssima e um ótimo instrumento de trabalho, porém precisamos ensinar nossos filhos a utilizá-lo, ensinar sobre os riscos, e não devemos descuidar de fiscalizar a maneira como eles o fazem, porque existe uma série de golpes e redes organizadas que usam os celulares para prática de crimes. Tudo na hora certa, mas, para nós, celular pode ser uma ótima ferramenta para o trabalho e aprender algo e uma péssima alternativa para quem busca diversão, que, no caso das crianças, deve ser brincando de verdade.

[Independentemente de quem tenha dado um celular para o seu filho, você tem o poder de tirá-lo.]

DEIXE SEU FILHO NO ÓCIO

"Estou *entediado*", disse meu filho. Se fosse a algum tempo atrás, eu faria algo para livrá-lo desse tédio. Mas a minha reação atual foi deixá-lo ali, falando com seus botões.

É importante entender que o tédio, o ócio, é importante. Somente esse espaço livre permite a criação. Quando a mente está ocupada o tempo todo, não é possível se abrir para o novo. Existe até uma frase famosa, atribuída ao filósofo grego Aristóteles, que diz "Pensar requer ócio", que expressa a ideia de que é necessário tempo e espaço para refletir, pensar e criar.

E o que a maioria dos pais está fazendo hoje? Mantendo os filhos ocupados em tempo integral para que as crianças não ocupem o tempo deles, e assim possam trabalhar mais.

É na hora do tédio que as crianças inventam as brincadeiras, encontram uma caixa de papelão e transformam em um carrinho, usam pedaços de tecido e começam a simular voos pela casa, como se fossem super-heróis. É nesses momentos que surgem os engenheiros, inventores, médicos e professores do futuro. Naqueles momentos em que não existe nada para fazer é que as crianças buscam seus talentos para preencher o tempo.

Permita que seus filhos experimentem momentos de tédio. Aqui em casa, propositalmente, temos períodos em que a tevê é desligada e todo estímulo externo é retirado. A primeira coisa que ouço é a reclamação deles, dizendo estarem cansados de não ter o que fazer. Mas, logo em seguida, vejo uma brincadeira sendo criada e acontecendo. É algo mágico.

CRIE RITUAIS

A vida em família é uma grande oportunidade para criar rituais entre pais e filhos. Rituais que podem se transformar em hábitos importantes, reforçando os bons valores que devem ser cultivados e servirão de base para a vida toda deles.

Existem diversos rituais que podem ser criados e adotados durante um dia. Por exemplo:

- Agradecer antes das refeições. Cada um faz seu agradecimento pessoal pelas coisas boas daquele dia e então se escolhe uma pessoa da mesa para fazer a oração de agradecimento do dia. Assim, todos têm a oportunidade de falar e se expressar. Lembrando sempre que essa não é apenas uma oração, mas, sim, o momento de olhar para o que é bom e se sentir grato por isso.
- Antes de dormir, trocar um abraço carinhoso com os outros.
- Dormir ouvindo uma mensagem de meditação positiva.
- Sair de casa só depois de dar abraços em quem fica.
- Chegar em casa e se abraçar.
- Antes de sair, recolher brinquedos e outras coisas que estiverem espalhadas, deixando a casa arrumada.

Pequenos rituais podem ajudar muito a sua rotina, a organização e a criação de um hábito saudável.

Também é fundamental não subestimar a importância dos momentos e das atividades triviais, como ir ao supermercado ou levar as crianças para a escola. Esses momentos corriqueiros e aparentemente sem grande destaque podem ser oportunidades valiosas para ensinar aos filhos habilidades sociais como paciência, cooperação e respeito. Podem também ser momentos para criar conexões emocionais, cantarem as músicas preferidas com seus filhos e fortalecer o vínculo familiar.

[Não deixe a troca de carinhos e de gentilezas e a gratidão ao acaso. Crie hábitos para praticá-los diariamente.]

FAÇA DO RETORNO PARA CASA UMA FESTA

Quando você chega em casa, como sua família o recebe? Esse é um momento de alegria ou ninguém sai do lugar com a sua chegada? E quando você sai? Tem beijos e abraços, desejando um bom-dia? E quando seu filho chega e você está em casa, como ele é recebido?

Aqui em casa, quando os filhos vão para a escola, desejamos uma boa aula e, quando retornam, sempre perguntamos como foi o seu dia. Na despedida e no reencontro, sempre trocamos abraços. No começo, estranharam nosso comportamento, mas explicamos que nunca sabemos quando será nosso último abraço, então nos abraçamos sempre.

Faça suas chegadas e partidas se transformarem em verdadeiras festas. Em nossa casa, nossos cachorros sentem nosso cheiro de longe e avisam a família de nossa chegada. E todo mundo se prepara para nos receber.

Atitudes como essas são muito simples e fazem uma grande diferença no dia de todos nós. Não custa tempo nem esforço, apenas uma pequena mudança de postura mediante a vida.

[Abrace seu filho como se nunca o tivesse abraçado antes. Aproveite cada oportunidade para dizer a ele que o ama.]

COMO TER UMA CASA ORGANIZADA COM CINCO FILHOS PEQUENOS

A primeira coisa que quero que você saiba neste tópico é que se o que estou dizendo aqui vale para quem tem cinco filhos, então vale também para quem tem menos.

A organização é algo que se ensina pelo ato, pela rotina e não apenas pela palavra, pelo discurso, pelos incansáveis sermões. Se você não tem uma vida organizada, não exija que seu filho aprenda a ter uma.

Para isso, crie rotinas, tenha locais certos para seus filhos guardarem o material escolar e o uniforme assim que chegarem da escola, estimule o hábito de guardarem o pijama, arrumarem a cama, não deixarem brinquedos jogados pelo chão antes de dormirem, manterem as gavetas e o guarda-roupas em ordem. É óbvio que isso não se consegue do dia para a noite, dá trabalho, mas é algo que mudará profundamente a vida de seus filhos e a sua.

Acredito que, caso você seja alguém desorganizado, pode estar pensando: *Credo! Para que tudo isso? São apenas crianças.* Mas eu lhe pergunto: começamos a aprender quando? Depois de velhos? Absolutamente, não. A infância é o período em que os principais aprendizados devem acontecer.

Algumas pessoas diziam que nossa casa seria uma bagunça com a chegada dos cinco filhos. Mas posso lhe garantir que isso depende somente de como os próprios pais se comportam perante os filhos. As crianças vão tentar deixar a sua vida desorganizada, mas é você quem precisa estar no comando.

Imagine a rotina de uma casa com cinco crianças. Para sair, é preciso traçar uma logística, não importa se é uma viagem ou algo do dia a dia, sempre é necessário ter uma organização.

Não pensamos na organização como ter a casa sempre impecável. É uma casa com vida, com momentos de brinquedos espalhados, almofadas do sofá jogadas, mas quando a brincadeira termina, tudo volta ao seu lugar.

A organização serve para que as coisas sejam encontradas facilmente, a vida seja mais saudável e até mesmo para nos ajudar a nos organizarmos internamente. Um ambiente organizado é saudável, gostoso de se viver. Mas não espere que seu filho entenda isso se você não o ensinar. E se quer ensiná-lo, é importante colocar em prática. Nesse caso, o exemplo ajuda muito.

Imagine deixar suas crianças sozinhas em casa por três dias, como se fosse um *reality show*, para analisar como elas estão quanto à organização. Se você acha que isso seria um caos, significa que há muito que precisa ensinar a elas. O aprendizado leva tempo, é preciso repetir, repetir e repetir, até que o que foi ensinado se transforme em um hábito.

Divida as tarefas e crie responsabilidades

Desde cedo a criança pode aprender que cuidar do lugar onde vive faz parte da rotina da família, mesmo que tenha alguém contratado para ajudar na arrumação da casa. Em nossa casa, tarefas como tirar a mesa do almoço ou do café da tarde, limpar o cocô dos cachorros no jardim e tirar a louça da máquina de lavar fazem parte de um sorteio diário. Sim, porque como os filhos não gostam de serem mandados, então fazemos sorteios com as tarefas para definir quem irá executar cada coisa. Mas se você tiver apenas um filho, então sorteie qual será a tarefa do dia para ele.

Outras tarefas que fazem parte da rotina, como manter o guarda-roupas arrumado, não deixar a toalha fora do banheiro nem os brinquedos jogados, colocar os sapatos na sapateira, entre outras, a regra geral é: sujou, limpou; desorganizou, organize.

Quando os filhos estiverem adolescentes, não vai adiantar você reclamar dizendo que não contribuem com as tarefas e são folgados se você não os ensinou desde a infância. Se eles passaram anos sem fazer nada e sem contribuir, não vão aprender a fazer isso do dia para a noite.

Ensine seus filhos desde cedo que é legal ter uma casa limpa e organizada e que é bem mais fácil e prazeroso viver assim. Além disso, ajude-os a assumirem o orgulho de viver em uma família em que as pessoas se ajudam, contribuem e participam.

É preciso entender que organização não é uma questão de perfeição, é questão de deixar a vida fluir de uma maneira mais organizada. Até o próprio universo tem sua organização. Vamos seguir o exemplo.

[Algumas regras para uma boa convivência em família: abriu? feche; sujou? limpe; acendeu? apague; ligou? desligue; desarrumou? arrume; prometeu? cumpra. Dê bons exemplos.]

UMA VIDA ORGANIZADA POR DENTRO E POR FORA

Como é possível organizar tantas atividades e compromissos como paternidade ou maternidade, profissão, cuidados com a casa, com os filhos, com você mesmo, dedicar tempo para outros membros da família, ter bichinhos de estimação, estudar, ler, aprender algo novo?

Vou tentar explicar de uma maneira muito objetiva e prática como eu acredito que podemos viver. Existe um segredo. Existe uma força dentro de cada um de nós que nos leva à busca da satisfação, da sobrevivência, do prazer e da perpetuação como espécie. A isso foi dado o nome de Pulsão de Vida, pelo Freud, pai da psicanálise.

Ajude seu filho a perceber que um ambiente organizado é saudável e gostoso de se viver. Mas não espere que ele entenda isso se você não o ensinar com seu próprio exemplo.

A Pulsão de Vida faz um convite à paixão e à vitalidade, é uma força dinâmica que evita a dor e tudo que nos desagrada. Essa energia nos inspira e motiva, trazendo coragem e entusiasmo.

No entanto, vez ou outra, a vida também se desorganiza, como se existisse uma força contrária à Pulsão de Vida. E realmente existe, é a Pulsão de Morte, o desejo que tudo acabe, que a vida termine. E, por incrível que pareça, essas duas forças trabalham em parceria no equilíbrio da vida. Mesmo a vida da pessoa mais equilibrada e centrada pode passar por altos e baixos, por momentos difíceis, de tristeza e frustração. Portanto, é preciso ter consciência de que dias difíceis acontecem, mas eles também passam. O grande diferencial entre as pessoas é que algumas delas não se importam tanto com uma vida repleta de felicidade, preferindo uma vida com propósito, como é o meu caso.

Ser pai, ou ser mãe, consciente e presente preenche a vida de significado e nos dá forças para todas as situações. É a possibilidade da perpetuação da sua história, é se sentir vivo com a vida do seu filho. Essa Pulsão de Vida é o que nos traz força, coragem, energia e vitalidade. Mesmo cansado, o pai ou a mãe segue em frente porque não está mais sozinho.

Outro aspecto importante para dar conta de tantas atividades e responsabilidades é a organização na vida. É importante estarmos organizados física e emocionalmente na medida do possível, para que em caso de turbulência sejamos resilientes o suficiente para voltarmos ao estado normal.

Precisamos aprender a nos organizarmos em casa, nas tarefas, na rotina, nas coisas que se repetem diariamente e nas quais continuamos nos enrolando, como é o caso da hora de levar os filhos para a escola. É preciso nos organizarmos mesmo nas questões mais simples, como manter os sapatos arrumados, as coisas nos seus devidos lugares, uma vida financeira responsável e planejada, com controle de entradas e saídas, sem a tentação de gastar mais do que ganha.

É preciso cuidar do seu tempo, porque tempo não é apenas dinheiro, é vida! Se você não cuidar do seu tempo alguém irá fazer isso por você e vai ocupar sua vida com coisas que não lhe interessam. Se você perder tempo demais em alguns aplicativos, em frente à tevê ou dedicando horas por dia vendo suas séries preferidas, com certeza faltará tempo para outras coisas importantes.

É fundamental saber escolher o que realmente é essencial para você. É preciso exercer o seu poder de escolha sobre o que de fato faz sentido, o que você precisa fazer de verdade, o que pode delegar e o que pode simplesmente não fazer.

Outro ponto que devemos levar em conta é que precisamos cuidar da nossa vida e deixar a vida dos outros de lado. Se cada um cuidasse da sua própria vida, o mundo seria um lugar muito mais fácil de viver porque as pessoas usariam seu tempo para focar no que faz bem a elas, para se cuidarem de verdade.

Se é para olhar para a vida alheia, que seja para se inspirar. Evite se comparar, pois isso, além de levar tempo, tira uma energia enorme da sua vida. Você é único, sua família é única, seus filhos e sua realidade são únicos. Você está no lugar certo, na hora certa, vivendo o que deve viver. Então conclua a sua jornada fazendo sempre o seu melhor.

Tire um tempo para não fazer nada e para relaxar e se encontrar com você mesmo. É nesses momentos que você recarrega as baterias. No período de adaptação a novas situações na vida em família, é quase impossível ficar sem fazer nada, ficar sozinho para energizar suas baterias. Mas fique tranquilo que nesses momentos mais difíceis o poder da Pulsão de Vida o motivará e lhe dará forças para continuar em frente, mesmo que você esteja cansado.

Resumindo, existe uma força invisível que nos guia e quando essa força encontra uma vida organizada, com propósito, amor, cuidando do que é realmente importante, focando no milagre da vida que todos ganhamos, algo divino acontece e ficamos melhor no que fazemos, podendo inspirar outras vidas, distribuindo nosso perfume por onde passamos. Vivemos como o girassol, de frente para a luz e de costas para a escuridão.

ACEITE O IMPREVISÍVEL

Esse negócio de vida previsível serve para algumas profissões, principalmente aquelas que são marcadas pela rotina fixa. Se nas empresas existem processos, manuais de procedimentos, como em uma linha de produção, saiba que ser pai não se encaixa em nada disso.

Algumas rotinas até ajudam, mas a paternidade e a maternidade vão exigir de você muito mais do que isso. Essa experiência de contribuir para o desenvolvimento de outro ser vai lhe dar uma coisa de valor inestimável: jogo de cintura e flexibilidade.

Quando se é pai, tudo pode acontecer no mesmo dia. O que se planeja nem sempre acontece. Pode ser um evento, um passeio, uma ida à escola, tudo pode acontecer para atrasá-lo ou tirar você de seu caminho e ter que cancelar algo, mudar o rumo do seu dia. Você, porém, não pode deixar que isso o tire do seu ponto de equilíbrio.

Todos os dias, quando acordo, peço ao universo que me dê equilíbrio e coragem para mais um dia em que, mesmo que eu o tenha planejado, tudo pode acontecer de modo diferente. Peço flexibilidade e disposição para que eu possa me transformar em um malabarista, em um super-herói se preciso, que me lembre de respirar várias vezes e, acima de tudo, aceitar o que acontece, porque seja lá o que for, era o que precisava e devia ter acontecido.

Para mim, ser pai tem sido um exercício permanente de aceitar aquilo que eu não posso mudar, fazer diferença naquilo que posso e ter sabedoria para distinguir uma coisa da outra. Essa frase é parte de uma oração muito conhecida chamada "Oração da Serenidade", que é frequentemente utilizada como um lembrete para aceitar aquilo que não podemos controlar em nossas vidas e buscar a serenidade para lidar com essas situações. Aliás, essa é uma oração que meu pai aprendeu no Alcoólicos Anônimos e me repetiu muitas vezes depois que nos reencontramos.

[Deus, concedei-me a serenidade para aceitar as coisas que não posso mudar, coragem para mudar as coisas que posso e sabedoria para reconhecer a diferença.[6]]

CRIE UM MUNDO DE FANTASIA

Precisamos de um pouco de fantasia para viver neste mundo caótico. Em especial para as crianças, a fantasia funciona como uma espécie de amortecedor que suaviza o impacto gradativo da realidade durante seu crescimento.

A fantasia desempenha um papel fundamental no desenvolvimento do raciocínio, do emocional e do social das crianças. Por meio dela, as crianças exploram e experimentam novas possibilidades e constroem a compreensão do mundo ao seu redor. Além disso, a fantasia ajuda as crianças a lidarem com situações difíceis, permitindo que elas experimentem diferentes respostas e resultados.

A bondade do Papai Noel, a rapidez do coelho da Páscoa, a leveza da Fada do Dente que chega tão perto sem acordar a criança... tudo isso faz parte de uma certa magia que precisa permear os sonhos e a infância de nossos filhos.

Em casa, no mês do Natal, respondo dezenas de perguntas sobre onde ele vive, com quem trabalha, como entra em casa para deixar os bilhetes e os presentes... São inúmeras as perguntas, e tenho respostas para todas elas, porque, para que a fantasia tenha força, é

---

[6] A autoria da "Oração da Serenidade" é incerta, mas tem sido atribuída ao teólogo e filósofo alemão do século XX, Reinhold Niebuhr. [N. A.]

preciso que eu passe aos meus filhos a certeza de que também acredito em Papai Noel.

Perceba no olhar do seu filho o quanto ele acredita nessas fantasias maravilhosas. Ajude a criar na mente dele esse mundo lúdico onde coisas irreais acontecem. Com o tempo, ele vai descobrir a verdade, porém, na infância, aquela história fantástica fará muito bem para ele, vai ajudar na construção da sua criatividade e do seu imaginário.

[Sim! Seus filhos acreditam nas fantasias que você conta para eles. Portanto, crie ou repasse a eles boas fantasias.]

MOSTRE A VIDA REAL

Crie um mundo de fantasias para seus filhos, mas também procure mostrar a eles, de acordo com suas idades e compreensão, algo da vida real. É mais ou menos como ajudá-los a cultivar um pouco a postura apresentada naquele velho dito popular, cuja autoria é atribuída ao ex-presidente norte-americano Theodore Roosevelt: "Mantenha os olhos nas estrelas e os pés no chão". É preciso, pouco a pouco, encorajar seus filhos a serem práticos e realistas em suas vidas, mas mantendo também seus sonhos, suas fantasias e aspirações vivos e energizados. Afinal, a vida é resultado de um misto de sonhos e realidade.

Para que seus filhos se desenvolvam adequadamente, é preciso que eles também conheçam a vida como ela é. Eu acredito no poder mágico dos contos de fadas e nas metáforas para nos ajudar a explicar o mundo real às crianças. E entendo que, mesmo usando fantasias, é preciso mostrar aos nossos filhos que na realidade existem pessoas do bem, assim como existem pessoas do mal e perversas, das quais precisamos nos proteger.

Portanto, use e abuse das histórias para falar dos vilões, das pessoas falsas e mostre também que esses personagens existem no dia a dia. Conte para seus filhos que, na vida real, existe alegria, felicidade, vitória, derrota, tristeza, frustração, decepção. Deixe que eles compreendam, gradativamente, que nem tudo são cores e existem dias cinzas, e isso faz parte do viver.

A felicidade existe, mas ninguém é feliz o tempo todo; a tristeza existe, mas ninguém é triste o tempo todo. Tudo se alterna e se equilibra, de modo a nos ensinar o verdadeiro sentido da vida e nos proporcionar as chances para que cumpramos a nossa missão neste mundo.

Essa dança da vida, fluindo entre a alegria e a tristeza, a realização e a frustração, acontece muito entre pais e filhos dentro de casa. É comum que os filhos, quando são contrariados, digam com todas as palavras que odeiam os pais, mas isso também passa depois de alguns minutos. Não espere que seu filho ame você o tempo todo, porque isso não vai acontecer, porém você como pai ou mãe vai amá-lo sempre.

O importante é entender que, mesmo existindo um lado sombrio que não podemos ignorar, o mundo é maravilhoso e a vida é sempre uma bênção pela qual precisamos agradecer.

Quando você mostra esse mundo real a seus filhos, aumenta a possibilidade de que eles entendam um pouco mais sobre a vida. No entanto, vale lembrar que tudo isso deve ser feito levando em consideração a idade de seus filhos, especialmente enquanto ainda são crianças.

[Encoraje seus filhos a serem práticos e realistas, mas motive-os a continuarem a sonhar também.]

A IMPORTÂNCIA DOS LIMITES

Seu filho precisa de limites? Sem dúvida que sim. Criança precisa de limite e são os pais os responsáveis por estabelecê-lo. Se observar com atenção, inclusive perceberá que seu filho "pede" que você dê o limite. Ele precisa de alguém que o faça parar, pensar, entender que não pode tudo, ainda mais se isso implicar em desrespeito ao próximo ou a si mesmo.

Dar limites aos filhos é um ato de amor dos pais. Dar limites é dizer não, é não atender a todos os seus desejos, nem os tratar como príncipes e princesas que podem agir sem ter de lidar com as consequências.

O limite é algo que precisa ser dado desde o início da educação da criança, não importa se ela vai gritar, fazer birra, espernear, fazer cena... Tudo isso passa, mas o aprendizado é o que realmente fica.

Os limites devem ser colocados e obedecidos desde as situações mais simples e corriqueiras, como limite de tempo nos jogos, no celular, na tevê, o que a criança pode ou não pode fazer sozinha, o horário de dormir, a idade para namorar, o horário para voltar para casa etc.

Esse é um aprendizado que será levado para a vida toda e vai ajudar a criança a se adequar ao mundo, quando for adulta. É só olhar para o mundo e perceber que os adultos também têm limites que precisam ser respeitados para o bom convívio social, acerca do que podem e do que não podem fazer. Imagine como seria o mundo se fosse liberado fumar em locais fechados, cada um pudesse dirigir seu carro na velocidade que quisesse, não fosse obrigatório o uso do cinto de segurança ou ninguém respeitasse os sinais de trânsito. É muito difícil, ou até mesmo impossível, viver em sociedade sem respeitar determinados limites.

Não se trata de impor regras a eles – sob a imposição, filhos costumam travar na insegurança e na frustração –, mas, sim, lhes mostrar as consequências justas de seus atos, quando necessário. Isso ajudará seus filhos a desenvolverem disciplina e responsabilidade, o que lhes será útil para o resto de suas vidas.

Ensinar limites aos filhos é importante por várias razões porque:

- Ensina a criança a respeitar os outros e a si mesma.
- Ensina a criança que certos comportamentos são aceitáveis e outros não – e que há consequências para as suas ações.
- Ajuda a criança a se sentir segura e protegida.
- Dá certeza à criança sobre o que é esperado dela, tornando mais fácil para ela se concentrar em suas tarefas e se sentir mais confiante em suas habilidades.
- Ajuda a criança a lidar com a frustração e com as situações em que não consegue obter o que deseja.
- Auxilia a criança a desenvolver autocontrole e autodisciplina.

Quando as crianças entendem que há limites para o que podem fazer, aprendem a controlar seus impulsos e a pensar antes de agir. Ensinar limites aos filhos também ajuda a estabelecer uma relação de confiança entre pais e filhos, pois elas aprendem que podem confiar em seus pais para orientá-las e apoiá-las.

Em resumo, não deixar que seus filhos façam tudo o que querem é uma maneira de ajudá-los a se tornarem adultos responsáveis e conscientes de seus comportamentos. A chave é encontrar um equilíbrio entre permitir que eles tenham autonomia e estabelecer limites claros.

[Pai, mãe... Se você não colocar limite em seus filhos, a vida o colocará. Só que esta não será tão amorosa quanto vocês.]

NÃO NEGUE O QUE SEU FILHO PRECISA, MAS NÃO DÊ TUDO O QUE ELE QUER

Não estrague seu filho dando tudo o que ele quer. Se você não deixar que existam espaços vazios dentro dele, ele não terá iniciativa para preenchê-los com o próprio esforço.

Não queira ocupar todo o tempo do seu filho. Deixe-o descobrir na própria criatividade a brincadeira certa para os momentos de liberdade.

Não dê todos os brinquedos, todas as roupas e todos os passeios que ele quer fazer de uma só vez. O sentimento de conquista é um importante aprendizado. Dar à criança absolutamente tudo o que ela deseja não é saudável. É importante deixar que a criança, no devido tempo, tenha as próprias realizações, isso trará um grande senso de autonomia e força pessoal.

Dar tudo o que o filho deseja é um passo certeiro para criar um eterno insatisfeito, para quem nada está bom o suficiente. Por outro lado, quando você dá ao seu filho o que é essencial e deixa que ele mesmo conquiste as demais coisas que deseja, batalhando por elas, existe uma grande satisfação causada pelo êxito –, tanto da parte da criança quanto dos próprios pais. Não tem nada melhor do que ver um filho feliz e realizado, um sentimento que nos invade como pais e gera alegria de todos os lados.

Certa vez, minha analista me disse que a depressão não nasce necessariamente pela falta de algo, mas pelo excesso de coisas que, embora aparentem ser *tudo o que precisamos e desejamos*, ainda assim criam um sentimento de paralisação, pois perdemos uma força essencial que é o desejo de realizar e continuar em frente para desengavetar projetos e sonhos. Ou seja, a falta é fundamental, porque ela nos faz agir, criar e desejar.

Essa afirmação mexeu bastante comigo e, desde então, passei a perceber que dar tempo para que meus filhos sejam capazes de realizar os próprios desejos, com recursos próprios, também é muito importante.

[O melhor sorriso que um pai pode ver no rosto de seu filho é aquele que a criança expressa ao ter conquistado por si mesma aquilo que desejava.]

OS FILHOS PRECISAM APRENDER A LIDAR COM A FRUSTRAÇÃO

Os filhos precisam se frustrar, porque isso faz parte da vida. Muito se fala do medo do fracasso, de não conseguir o que deseja e, assim, cria-se a ideia de que é melhor nem tentar para evitar a frustração. Discordo totalmente dessa visão de mundo. Acredito que a vida precisa de um toque de frustração vez ou outra.

Como pais, precisamos mostrar aos nossos filhos, de maneira consciente, que nem sempre é possível ter tudo o que se quer na hora que se deseja. Por exemplo, o filho quer comer um doce antes do almoço e precisa se frustrar com o não do pai ou da mãe porque o combinado é que o doce vem depois da refeição.

Aqui em casa, a frustração faz algumas visitas para as crianças. Elas ficam bravas, às vezes choram, mas é assim mesmo que tem que ser. É importante que a criança aprenda que a vida nem sempre é como ela imagina – e precisamos seguir em frente quando as coisas não saem como esperávamos.

Vejo filhos que até parecem acreditar que são a reencarnação de rainhas e reis, porque tudo o que querem precisa ser na hora e do jeito que eles querem. Na verdade, eles vieram para nossa família para perceber que nem tudo é dessa maneira, que não comandam o controle remoto da tevê, que as coisas precisam ser compartilhadas, que não são os únicos que escolhem, nem sempre são os primeiros da fila e que algumas decisões não serão tomadas por eles.

Não tenha receio de frustrar um filho. Isso pode ser feito de maneira carinhosa e, com certeza, será um treinamento para o bem dele. E não digo isso no sentido de ignorar o sofrimento da criança diante da frustração, ao contrário, é importante reconhecer e ajudá-la a entender esse sentimento.

No caso do exemplo do doce, mesmo que a criança chore e faça birra, você pode se aproximar dela e dizer: "Filho, eu entendo que você queria comer muito esse doce agora. Eu sei que você está chateado por isso e tudo bem. Mas você lembra que aqui em casa nós temos um combinado de que a sobremesa é sempre depois de comermos os alimentos mais saudáveis? Poxa vida, o papai preparou tudo isso com muito carinho para nosso almoço. Depois, todos nós comeremos a sobremesa juntos".

A questão é que a frustração da criança pega o pai e a mãe despreparados, e então eles também se frustram com a reação da criança, e é frustração para todos os lados. Aqui em casa já provoquei momentos de frustração para ver a reação e então intervir de maneira consciente, como por exemplo negar levar o filho ao supermercado quando ele espera me acompanhar. No início era choro, depois explicando que nem sempre ele poderá sair comigo, a frustração foi reduzida, porque houve o entendimento, e consequentemente o problema acaba de vez.

CRIE FILHOS INDEPENDENTES

A gente cria os filhos para o mundo. Essa é a frase mais ouvida pelos pais que criaram seus filhos e passaram pela síndrome do ninho vazio.

Ouvi dizer que, quando os passarinhos criam suas asas e estão prontos para voar, os pais os empurram para fora do ninho. No entanto, entre nós, seres humanos, não é raro encontrarmos filhos que, aos 30 ou 40 anos, ainda vivem como adolescentes, morando com os pais e, muitas vezes, até mesmo dependendo financeiramente deles.

Deixar que um filho se frustre é ajudá-lo a pôr os pés na realidade do mundo. Pode até ser algo difícil de aceitar em um primeiro momento, mas sem dúvida é um aprendizado que lhe será muito útil durante a vida.

Crescem por fora, mas por dentro continuam crianças. Eles são vítimas da superproteção dos próprios pais que, por receio de que seu filho criado como príncipe tenha que viver na selva e sofrer, acabam atrapalhando seu desenvolvimento como um adulto autônomo e independente.

Lamento informar, mas todos nós vamos morrer um dia. Mesmo que você nem sequer goste de pensar sobre isso, é uma verdade importante e que não pode ser ignorada. Pois essa clareza lhe traz a direção para criar os seus filhos de modo que, seguindo a ordem natural das coisas, quando chegar o seu momento de partir, terá a tranquilidade de quem sabe que os filhos são autossuficientes. Eu, como pai, espero isso. Decidi ser pai aos 50 anos e tenho diariamente a certeza de que, embora a quantidade de tempo que ficarei neste planeta não dependa de mim, a qualidade desse tempo sim, isso depende somente de mim mesmo.

Preciso pensar assim e me lembrar disso todas as vezes que tenho o ímpeto de fazer pelos meus filhos aquilo que eles já podem fazer sozinhos, todas as vezes que julgo que algum deles é incapaz de fazer uma tarefa e faço por ele, ou quando acredito ser mais fácil eu mesmo fazer algo do que ensiná-los para que eles mesmos façam.

Independentes e livres, assim desejo que meus filhos sejam. Para isso, posso contribuir com as minhas atitudes, incentivando e elogiando as capacidades e os talentos de cada um deles.

Todo pai deve sempre se lembrar de que seus filhos precisam aprender a voar.

[Crie filhos independentes e você lhes dará asas para que sejam capazes de voar e conquistar o que desejam e os faz felizes.]

A ESPERA PRECISA SER ENSINADA

Vivemos em um mundo onde as coisas se tornaram expressas. Tudo é na rapidez, desde receber uma mercadoria em casa, baixar um arquivo da internet até a comida comprada nos shoppings. Esquecemo-nos de que esperar é uma verdadeira arte, com a qual se exercita a paciência e se aprende a viver o presente por inteiro. Mas hoje ninguém quer esperar por coisa alguma. Querem tudo para já, ou como se costuma dizer, "para ontem". E as crianças, nossos filhos, estão sendo contaminados por essa "síndrome do quero agora".

Na cultura atual de gratificação instantânea e do imediatismo, pode ser difícil para as crianças entenderem que algumas coisas levam tempo e esforço para serem alcançadas. É importante que os pais ensinem aos seus filhos que algumas conquistas requerem paciência, persistência e dedicação.

Lembro-me de quando eu era adolescente e chegou ao Brasil uma rede de restaurantes que prometia seu sanduíche em apenas sessenta segundos. Você cantava o jingle da empresa no caixa e, se o seu pedido não fosse finalizado nesse tempo, você não pagaria por ele. Esse era o início de uma geração com pressa.

Recentemente, comprei um brinquedo chamado "ovo de dinossauro" para os meninos aqui em casa. O ovo precisava ficar descansando por até setenta e duas horas até que se rompesse e o tal dinossauro pudesse nascer. Quem disse que eles queriam esperar? A vontade deles era quebrar o ovo nos primeiros minutos. Deu trabalho mantê-los sob controle. Mas ali estava nossa grande oportunidade de exercitar a observação, o passo a passo daquele pequeno projeto que era ver o dinossauro nascer.

Por isso, converse com seus filhos e fale de coisas que só acontecem no seu devido tempo. Conte sobre o tempo necessário para que um bebê venha ao mundo, o tempo para uma semente germinar, para uma planta crescer e dar frutos. É importante mostrar para os filhos que algumas coisas realmente precisam de tempo.

Faça da observação parte da sua rotina com seus filhos, como tempo para a beleza de um pôr-do-sol. É possível que ele até ache que leva "uma eternidade" para o sol se pôr, mas vai entender que vale a pena esperar e ver tamanha beleza.

Não antecipe tudo o que seus filhos desejarem. Mostre a eles que existe graça e prazer em esperar pelo tempo certo de cada coisa. Provoque momentos e situações em que eles precisem esperar.

> *[Ensinar que algumas coisas precisam de tempo para acontecer é plantar a semente da paciência e da persistência na mente de seus filhos.]*

MANTENHA VÁLIDA A SUA AUTORIDADE

De nada adianta fazer uma ameaça ao filho e não cumprir. Se o pai ou a mãe dizem que tomarão determinada atitude caso o filho faça algo, mas não cumprem o que dizem, da próxima vez o filho já vai pensar: *"Ele só fala, só ameaça, não tem coragem, não faz nada"*. Por esse motivo é muito importante estar atento com o que falamos e com o que fazemos para não cairmos em descrédito.

Como aprendi isso? Eu já errei ao não cumprir o que disse que faria caso eles me desobedecessem. E corrigir deu muito mais trabalho, além de gerar dúvidas na mente de meus filhos. Mas hoje o meu lema é "eu não ameaço, eu faço". E funciona muito bem, tanto que minha filha mais velha diz aos demais irmãos para não duvidarem de mim.

Da mesma maneira, é importante não exagerar na dose e viver ameaçando as crianças. O diálogo é a melhor alternativa para o entendimento. Em vez de falar algo como "se você não fizer isso, vou dar todos os seus brinquedos" – e depois provavelmente não fazer nada – é melhor dizer que "se não fizer tal coisa, vai ficar uma semana sem tal brinquedo". Outro caminho é também mudar o tom e passar a fazer promessas positivas, como "se você fizer isso, vamos sair e tomar um sorvete". Como pais, precisamos nos educar a não cometer exageros e a ter mais cuidado no diálogo com os filhos. Afinal, viver sob ameaça não é bom para ninguém – e conversar sempre tende a levar às melhores soluções.

[Existem pequenas mudanças em nossos comportamentos que trazem grandes resultados.]

SUA CASA É A MELHOR ESCOLA DA VIDA

As pessoas pensam que os filhos vão à escola para aprender, mas se esquecem de que a própria casa é a melhor escola que existe, pois é a escola real. É em casa que eles aprendem a se relacionar, conviver, respeitar, cuidar do corpo e até mesmo da alma. A maneira como os pais tratam um ao outro ensina como são os relacionamentos, como as pessoas se amam.

O comportamento dos nossos filhos é reflexo das coisas que fazemos e daquilo que ouvem e veem. Por esse motivo dizem que somos seres biopsicossociais, ou seja, parte do nosso comportamento depende do que herdamos dos nossos pais, outra parte de como percebemos o mundo à nossa volta e outra ainda dos nossos relacionamentos sociais, em especial em casa, onde passamos a maior parte do nosso tempo.

Não perca a oportunidade de ver seu lar como uma escola, para ensinar e aprender ao mesmo tempo com tudo o que acontece. Isso é evolução pura.

Portanto, cabe aqui fazermos alguns questionamentos: como está a escola que é a sua casa? Quais são as principais lições que você está mostrando e demonstrando para seus filhos? Quais lições você está aprendendo?

Transforme o seu lar em um verdadeiro templo do aprendizado e torne cada experiência diária a melhor lição para a sua vida e a de seus filhos.

Comunicação entre pais e filhos

Não importa se você trouxe um filho ao mundo,
Ou se o mundo trouxe um filho até você.
O que importa é o amor que você tem por ele
E que ele tem por você.

Sua pele e a dele,
Seus cabelos e os dele,
Seus olhos e os dele
Podem ser bem diferentes, isso não importa.

O amor é muito mais que aparência,
É conexão, laços de uma existência.
O amor é a ligação que nos une,
Que nos faz transcender as diferenças.

A COMUNICAÇÃO PRECISA DE CUIDADO

A comunicação adequada ajuda a construir confiança entre você e seus filhos, a entender as necessidades de suas crianças e orientá-las corretamente para as diversas situações da vida. Essa é uma comunicação com respeito, constância e amor.

Muitos enganos são cometidos entre duas pessoas, simplesmente porque existem falhas na comunicação entre elas, por isso, é preciso se comunicar de modo a ter certeza de que todos estão entendendo o que se está falando. A esse respeito, existe uma série de ditos populares que explicam por que a comunicação entre as pessoas precisa ser feita de modo bastante cuidadoso e bem direcionado para ter assertividade e uma troca de qualidade. Veja alguns exemplos de frases populares que nos ajudam a entender os princípios para uma boa comunicação:

A palavra que eu digo não é a mesma que você ouve. Essa é uma grande verdade. Devido aos mais diversos fatores, como as crenças individuais, o modo como cada pessoa foi criada, as experiências que já teve na vida, cada pessoa pode interpretar de uma maneira diferente algo dito por alguém. Por isso, é preciso ser muito claro e assertivo no que se diz, especialmente no trato com seus filhos.

Não jogue palavras ao vento, pois você não sabe quem vai ouvi-las. Fale somente o necessário, e apenas com as pessoas que precisam ouvir. No caso específico de seu filho, em especial em situações delicadas, procure falar com ele em particular e de maneira que ele se sinta à vontade para ouvir e para falar sobre o assunto sem medo de julgamentos.

O que importa não é tanto o que você diz, mas sim a maneira como o diz. Muitas vezes, a energia que colocamos em nossas palavras é mais importante do que as próprias palavras que são ditas. Na comunicação com seus filhos, procure usar a energia certa para transmitir o que você tem a dizer. Opte por sempre usar o amor como base de sustentação para suas palavras.

A palavra que você diz é como o que você coloca em uma folha de papel. Minha filha disse que as coisas que falamos *não têm volta*, é como amassar uma folha de papel, depois, por mais que você tente, ela não voltará a ser lisinha como antes. Precisamos ter cuidado com as palavras, sem querer, amassamos o coração das pessoas e temos o nosso também amassado.

Ou seja, depois de ter falado algo inadequado, arrepender-se não resolve muito. Portanto, esteja consciente do que vai dizer quando conversar com seus filhos.

Pode ser que você esteja se perguntando se nunca erramos na comunicação com os nossos filhos. É claro que sim, em especial com a primeira filha, que nos desafiava como ninguém, testando o nosso amor diariamente. Ela nos ensinou na prática que, quando lhe dirigem uma palavra de maneira agressiva, a melhor alternativa é não reagir da mesma maneira. Então treinamos, treinamos e treinamos até conseguir equilíbrio emocional. Aprendemos a "pensar antes de agir", o que deve acontecer em milésimos de segundos.

E por último, mas não menos importante, lembre-se de que o silêncio também é um modo de se comunicar. Se não tiver algo importante e positivo para falar, cale-se. Acredite, isso pode ser a coisa mais difícil que você irá fazer. No entanto, sempre vale a tentativa.

[Diz a Bíblia, em Mateus 15:18: "Mas coisas que saem da boca vêm do coração...".[7] Ao se comunicar com seus filhos, esteja certo de que seu coração esteja cheio de amor por eles.]

---

[7] A BÍBLIA. Mateus 15:18. Versão NVI. Disponível em: <https://www.bibliaon.com/>. Acesso em: 10 jun. 2023.

FALE O IDIOMA DO SEU FILHO

Complicar o discurso, dar sermão, falar demais, explicar, justificar, nada disso adianta se você não for capaz de falar a linguagem que seu filho entende. Existe uma grande diferença entre dizer para seu filho pequeno que ele "deve guardar um brinquedo para que a casa permaneça organizada" ou que "seu boneco de super-herói vai chorar se for deixado no jardim e tiver que dormir fora da casa dele".

Compreender a maneira como seus filhos vão interpretar o que você quer dizer e se esforçar para falar de uma maneira que eles entendam é um aprendizado diário, fruto da convivência. É preciso entrar no mundo deles, na fantasia, no lúdico, na brincadeira e muitas vezes no silêncio, que até pode valer mais do que mil palavras. O segredo para uma boa comunicação é sintonia, amor e empatia.

Castigo, bronca, raiva não resolvem. Isso nada tem a ver com o idioma que os seus filhos entendem, embora algumas vezes nós, pais, agimos dessa maneira porque aprendemos assim e fomos tratados desse modo quando éramos pequenos. A lição transformadora a ser aprendida é: se você foi maltratado e nunca foi entendido, aja com seus filhos de maneira diferente do que fizeram com você, coloque-se no lugar deles, entenda seus sentimentos e aja de modo mais amoroso.

Em algumas situações com meu filho eu me pergunto: o que eu sentia na idade dele? Como eu gostaria que falassem comigo? Como eu entenderia essa mesma situação naquela época? Assim, consigo pensar um pouco como ele, e a nossa comunicação melhora muito.

Quer um bom exemplo? Em toda casa que tem mais de uma criança, espera-se que o mais velho "cuide" do mais novo. A criança, porém, não gosta de ser mandada, não gosta de trabalhar. Portanto, nesses casos se mudarmos da palavra "cuidar" para "brincar", o resultado poderá ser outro. E é bem mais simples e eficaz dizer: "Agora você vai brincar com a sua irmã". É impressionante como a mudança de apenas uma palavra faz grande diferença.

Treinar uma comunicação fluente com seus filhos exige que você se lembre de que já foi criança um dia. Aproveite essa oportunidade para pensar sobre como você pode falar ao coração de suas crianças.

Se na sua infância alguém o maltratou ou nunca o entenderam, aja com seus filhos de maneira diferente do que fizeram com você. Não repita os mesmos erros.

INTERPRETANDO AS ATITUDES DO SEU FILHO

É bastante provável que você já tenha se esquecido como se comportava aos 4 ou 5 anos. As manhas, as birras, os choros, as chantagens emocionais para chamar a atenção das pessoas porque não sabia se expressar e dizer: quero colo, quero sua atenção, me dá um abraço, estou com medo, estou com sede, estou com fome.

Aliás, muitos adultos continuam fazendo esse jogo de criança com outros adultos quando querem receber carinho e não sabem como pedir. Vejo, por exemplo, mães fazendo chantagem com filhos, usando uma doença como argumento para receber uma visita, além de adultos que se comportam desse modo com seus parceiros.

Muitas vezes você acredita que seu filho está apenas lhe provocando, mas, na verdade, ele está agindo dessa maneira agressiva para pedir o seu abraço e a sua atenção.

Olhar para a criança e entender o que ela quer dizer por meio de suas atitudes requer um grande esforço e muita boa-vontade. É preciso pensar como você agiria se tivesse a mesma idade dela e tentar interpretar suas atitudes a partir desse lugar. Esse, sim, é um passo importante.

Da próxima vez que perceber agressividade no modo de agir de um filho, olhe para ele com carinho e pergunte a si mesmo: o que está faltando para ele? O que eu posso oferecer para que ele se acalme?

Saiba que seu filho poderá lhe oferecer o que ele tem de pior para tentar receber o que você tem de melhor. Compreenda isso e encare como uma grande oportunidade para a sua evolução.

OUÇA O QUE SEU FILHO SENTE E NÃO APENAS O QUE ELE FALA

Certa vez eu me preparava para levar meu filho, que estava com 4 anos, para uma aula experimental de natação e percebi que ele estava agitado havia alguns dias. Perguntei se estava ansioso, mas é claro que ele não soube responder. Com tão pouca idade, não sabia o que era essa tal de ansiedade, apenas a sentia e demonstrava.

Nossos filhos não sabem dar nome às próprias emoções, por isso, como pais, temos de desenvolver o hábito de observar seus comportamentos e tentar decifrar o que nossos pequenos estão sentindo. Existem determinadas situações em que nem mesmo os adultos sabem se expressar. Quantas vezes ficamos irritados sem entender o motivo? Imagine então o que acontece com uma criança.

A birra, o choro, a manha, a tristeza, o silêncio, a agitação, o confrontamento e o próprio ato de desafiar os pais, tudo precisa ser observado com muita atenção. Não menospreze o que você vê nem se apegue apenas ao que seus filhos falam.

Quando perceber que algo não está bem com seu filho, em vez de tentar interrogá-lo sobre o que está acontecendo, simplesmente observe, compreenda, acolha, abrace, acalme sua alma e o proteja.

Existem perguntas que precisam ser adequadas ao entendimento das crianças. Não adianta, por exemplo, perguntar o que seu filho está sentindo. É preciso observar seu comportamento e deduzir a partir daí. Além disso, você pode fazer perguntas adequadas ao entendimento da criança, por exemplo, pedir à criança que coloque sua mãozinha no local onde está a dor ou o incômodo. E, em momentos que a criança pode parecer muito confusa, acredito que um abraço sincero é todo o remédio de que ela precisa.

Mais uma vez, acredito que você pode estar questionando sobre como aprendemos tudo isso. Então peço a você que lembre que nos tornamos pais de uma menina já com 8 anos e mais tarde recebemos seus irmãos biológicos com 1, 4, 7 e 10 anos. Todos eles vieram com muitas emoções guardadas e que só poderiam ser interpretadas em um nível de compreensão muito além das palavras. Portanto, foi observando-os atentamente que aprendemos muito com eles, e, assim, eles extraíram o que existia de melhor em nós.

[Quando perceber que algo não está bem com seu filho, simplesmente o acolha, abrace, proteja e acalme sua mente e sua alma.]

NÃO SEJA MAIS CRIANÇA QUE SEU FILHO

Quando estiver conversando com seu filho, é muito importante que você entenda e fale a linguagem dele. No entanto, outro ponto fundamental é se lembrar de que o adulto da relação é você. Não discuta como se você também fosse uma criança, porque quando isso acontece significa que o lado infantil do seu cérebro tomou conta da situação. Existem muitos adultos que ainda não amadureceram e mantêm um cérebro infantil em constante atividade. Ou pelo menos se comportam como crianças em diversos momentos em que tal postura não é adequada.

Não se culpe se isso acontecer vez ou outra. Faz parte do papel de pai se divertir com seus filhos como se também fosse uma criança. Além disso, em alguns momentos, uma reação de seus filhos poderá, inconscientemente, transportar você de volta à infância, o que pode fazer você se comportar de modo infantil. É normal isso acontecer. Apenas é preciso ter consciência disso e adequar as brincadeiras aos momentos certos. Quando o assunto é sério, você não pode confundir o seu papel de pai com o de um amiguinho de seus filhos.

Ser pai ou ser mãe é muito mais do que ser amigo do filho. É importante que exista uma relação de respeito e confiança mútua, mas isso não significa que a relação deve ser baseada apenas na amizade. O papel do pai é fornecer orientação, apoio emocional e educação para seu filho. Ele deve ajudá-lo a desenvolver habilidades e valores importantes, como responsabilidade, respeito, honestidade e empatia. Isso só é possível se houver uma hierarquia saudável entre pai e filho, em que o pai tenha autoridade e responsabilidade sobre o desenvolvimento da criança.

Embora a amizade seja um componente importante de uma relação saudável entre pai, mãe e filho, é fundamental que o pai e a mãe exerçam sua autoridade. Pai e mãe são guias, condutores e educadores. Simples amigos, não. O laço com o pai e a mãe precisa ser o mais forte que exista na vida de um filho. Só assim ele se sentirá seguro e protegido para crescer. Aliás, é importante frisar que amigos podem ser trocados, podem seguir caminhos opostos, mas pai e mãe são únicos e para sempre.

[A paternidade ajuda você a amadurecer e o torna mais alerta para os caminhos que deve mostrar para seus filhos. No entanto, você precisa estar consciente do seu papel como o adulto na vida deles.]

ENCORAJE SEU FILHO A ENFRENTAR O MEDO

Criança tem medo. Aprenda isso, pai e mãe. Medo do escuro, medo de um personagem do videogame, medo da loura do banheiro, do palhaço, medo do que o amigo falou na escola, medo de gente morta e também de gente viva, medo da polícia. Criança se assusta e precisa se sentir protegida e compreendida nos seus medos.

Se o medo da criança é imaginário, a proteção também pode ser. Fale que sua casa está dentro de uma bolha gigante e poderosa onde nenhum mal pode entrar, nenhum raio pode chegar, como as bolhas criadas pelos super-heróis que protegem as pessoas dos vilões. Coloque cor nessa bolha, diga aos seus filhos que eles têm uma luz tão poderosa que o mal não pode chegar perto deles.

Quando nossos filhos chegaram à nossa casa, carregavam medo de gente real e de personagens da imaginação. Não ignoramos esses medos, pois eram bem reais para eles. Um deles tinha pavor de ficar sozinho no escuro, porque achava que um personagem de um videogame iria matá-lo. Trabalhamos bastante com ele, pedindo que imaginasse que nossa casa era protegida por seres do bem – e na verdade é mesmo. Aos poucos, o medo foi embora.

Lembro-me muito bem de que, quando criança, eu perdia o ar com a cabeça coberta pelo cobertor, com medo de fantasmas e de gente morta. E com muito mais medo ainda de chamar alguém para me acudir e acabar apanhando porque, como diziam, "eu tinha de parar de pensar besteira".

Se o seu filho tem medo, não duvide, ele tem razão e precisa de você. Nós aprendemos a ouvir o que nossas crianças diziam, as acolhemos e encorajamos, demos a mão para cada uma delas. Com o tempo, percebemos que o medo foi embora, de uma maneira muito natural.

SEJA FIRME, SEM PERDER A TERNURA

Quando se trata de lidar com nossos filhos, é preciso estar disposto a fazer isto o tempo todo: demonstrar ternura. Mesmo nas horas mais difíceis e conflituosas.

Por ser necessário mostrar para os filhos quem lidera a casa, que o pai e a mãe precisam e merecem respeito, muitas vezes é preciso firmeza no tom da voz e nas atitudes. Porém, mesmo quando um pai ou mãe se destempera, é importante que demonstrem ternura na hora certa. Os momentos difíceis podem ser estressantes para os pais e, por vezes, podem resultar em frustrações ou impaciência. Demonstrar ternura mesmo nesses momentos ajuda a criar um ambiente familiar seguro e amoroso.

Lembre-se sempre de que é possível dizer não sem raiva, negar sem fazer cara feia e ser respeitado sem agredir física ou emocionalmente seu filho. Sem dúvida, seu filho vai testar você, mesmo sem saber que está fazendo isso. Vai usar a linguagem do grito, do choro, da birra, da raiva e da manha porque não sabe se expressar de outra maneira. Ele vai provocá-lo e algumas vezes vai tirar você do sério. Mesmo que isso ocorra e que você perca a leveza e a ternura momentaneamente, lembre-se de que ele precisa do seu "não", do limite, mas é na ternura e no respeito que ele realmente aprende.

Em alguns momentos, é preciso tomar decisões sem promover um debate sobre o assunto, sem muitos argumentos, de uma maneira quase impositiva. A raiva pode aparecer nesses casos, para os pais e para os filhos, principalmente quando alguém é contrariado. Nessas situações, use o silêncio como seu aliado e seja firme, seguro e amável ao mesmo tempo. Seja firme, sem perder a ternura.

[Mostre ternura mesmo nas tempestades da vida, pois é nos momentos mais difíceis que nossos filhos mais precisam de amor e segurança.]

APRENDA A DIFERENÇA ENTRE LIÇÃO E CASTIGO

Se você apanhou quando era criança, não bata nos seus filhos porque acha que tem esse direito. Se ficou de castigo, não os castigue como se fosse o dono da razão.

É muito difícil agir de maneira adequada quando sofremos injustiças na nossa infância porque geralmente damos o que recebemos. Mas é exatamente nesse ponto que se encontra a sua oportunidade de transformação em uma figura de pai e mãe conscientes, de ser diferente do que foram para você, de oferecer aos seus filhos algo melhor, a sua melhor versão.

Tem horas que dá vontade de bater e castigar os filhos? É claro que sim. Somos seres humanos emocionais e nem sempre temos controle sobre os nossos sentimentos. O seu maior desafio é exatamente ir além desses rompantes emocionais e agir com serenidade – uma serenidade apoiada no imenso amor que você tem pelos seus filhos.

Como eu sempre digo, um filho vai desafiar a sua dor, vai trazer à tona o que você sentiu quando era criança. E vai surgir um certo desejo de fazer com que ele sinta o mesmo que você sentiu. Mas você terá que fazer diferente. Afinal, você é um pai melhor do que as outras pessoas foram para você.

Seja consciente de seus pensamentos e de suas ações. Bater e dar castigo não corrige, apenas deixa a criança com raiva e mais irritada ainda. Seja suave. Por exemplo, em vez de dizer "você está de castigo", diga "fique quietinho por algum tempo e analise o que você está fazendo".

É preciso deixar a perversidade de lado, não sentir prazer com a dor do outro e não alimentar a própria raiva. Sua maior vitória será constatar que seu filho aprendeu a lição sem sentir dor, sem sofrer. Nessa hora você vai se tornar um pai ciente do próprio papel.

Em resumo, a principal diferença entre lição e castigo na educação de um filho é que a lição ensina algo positivo e construtivo, enquanto o castigo impõe uma consequência negativa para um comportamento inadequado. É importante encontrar equilíbrio entre as duas abordagens, de modo a ajudar os filhos a desenvolverem habilidades e valores importantes ao mesmo tempo em que aprendem a tomar responsabilidade pelas próprias ações.

Você provavelmente está, mais uma vez, se perguntando se nunca colocamos nossos filhos de castigo. É claro que sim! E foi por esse motivo que descobrimos que nosso desejo não era despertar a raiva ou lhes causar dor. Queríamos mudar um comportamento e vimos que o castigo não era a estratégia mais eficiente. Precisamos encontrar a abordagem para que o filho nos ouça, deixe a raiva passar para que possamos nos comunicar.

SEU FILHO TRARÁ UM MUNDO NOVO ATÉ VOCÊ

Os filhos nascidos a partir da década de 1990 já nasceram conectados. Por mais que eles não tenham acesso ao mundo eletrônico em casa, o mundo está virtual, é irreversível e inovador. E novas gerações virão, com visões e atitudes cada vez mais disruptivas.

Em poucos dias com um celular nas mãos, seu filho saberá fazer coisas que você não sabe e talvez nem venha a saber. Ele trará para dentro da sua casa um novo repertório musical, novos jeitos de se vestir e novo vocabulário. Pode ser até que a profissão que seu filho terá no futuro ainda não exista nos cursos universitários.

O mundo em que ele crescerá será muito diferente daquele em que você cresceu. A sua adolescência não será igual à dele e com certeza você vai se pegar falando coisas como "no meu tempo, tudo era diferente".

Todos nós envelhecemos e nos tornamos parte de uma geração que pode ser considerada ultrapassada. O mundo está em constante evolução e isso é inevitável. Porém, ser pai nos permite seguir o desenvolvimento do mundo por meio da observação, do acompanhamento e da orientação de nossos filhos.

Não importa qual seja a geração de nossos filhos, o que fará a diferença na influência que eles terão no mundo é a presença de princípios inabaláveis criados pelo núcleo familiar, que precisam ser mantidos vivos e fortalecidos pelas figuras do pai e da mãe.

Na educação dos filhos, a lição é mais poderosa do que o castigo. Ensine com amor e paciência e veja seus filhos crescendo em um ambiente de aprendizado positivo e construtivo.

Sim, eu sei que serei chamado de careta, ultrapassado, antigo pelos meus filhos, mas acredito que algumas coisas não devem sair de moda, como é o caso do respeito, dos bons hábitos e da gentileza, valores que, aliás, algumas pessoas se esqueceram de passar aos filhos.

O mundo pode estar louco e as pessoas, em sua maioria, sem rumo, mas se dentro da sua casa você criar bons hábitos na infância, isso poderá valer para toda a vida de seu filho, para que ele consiga caminhar pela existência com princípios e valores que tornarão a vida mais leve e menos arriscada.

[O mundo novo é e continuará a ser diferente de tudo o que já vimos. O que fará a diferença no papel que nossos filhos terão no mundo serão os princípios inabaláveis ensinados e fortalecidos em família.]

SE VOCÊ NÃO SABE OS VALORES DA SUA FAMÍLIA, QUALQUER VALOR SERVIRÁ

Antes de ensinar valores aos filhos, é importante que os pais estejam conscientes dos seus próprios valores. Quando os pais têm clareza sobre o que é importante para eles, é mais fácil transmitir esses valores para os filhos de maneira consistente e coerente. Então, eu lhe pergunto: qual é a sua missão como pai ou como mãe?

Quais valores norteiam a sua família e o que você tem ensinado para suas crianças?

Ensinar valores positivos, como respeito, honestidade, gentileza, gratidão e compaixão é fundamental para o desenvolvimento saudável das crianças. Esses valores não apenas ajudam os filhos a tomarem boas decisões, mas também os capacitam a se tornarem cidadãos responsáveis, respeitosos e empáticos. Quando as pessoas aprendem a valorizar essas qualidades, elas têm mais facilidade para lidar com conflitos, tratar os outros com dignidade e estabelecer relacionamentos saudáveis.

É importante lembrar que os valores não são ensinados apenas por meio das palavras, mas principalmente por meio das ações, das atitudes. Os pais precisam ser modelos de comportamento positivo, pois os filhos aprendem muito mais observando o que os pais fazem do que ouvindo o que eles dizem.

FOQUE O QUE REALMENTE IMPORTA

Estimule seu filho a ser uma pessoa do bem, mas também o deixe consciente quanto ao mal que circula pelo mundo. É preciso saber da existência das tentações para poder se afastar delas.

Ser uma pessoa do bem começa com a gentileza com o próximo e, nesse caso, com aquelas pessoas que estão mais perto. Ser gentil em casa, usar palavras como *por favor, obrigado, por gentileza* devem fazer parte da sua postura. Fazer pequenas gentilezas para os irmãos, sem esperar nada em troca, gera uma energia muito positiva nos relacionamentos da família.

Costumamos falar muito com nossos filhos sobre plantar boas sementes. São atitudes simples que, com o tempo, poderão fazer grande diferença na vida deles e no mundo. Acreditamos e compartilhamos com eles a convicção de que se você plantar o bem, o bem retornará.

Desejamos o sucesso para os nossos filhos, mas não podemos esquecer de cuidar para que, eles tenham paz. Conheço muitas pessoas bem-sucedidas profissional e financeiramente que não gozam de paz de espírito, vivem estressadas e com medo.

Espero que, além de poder desfrutar das boas coisas materiais, meus filhos tenham paz, apreciem o belo, respeitem a natureza, sejam saudáveis, apreciem a arte em todas as suas manifestações e consigam amar verdadeiramente. E acredito que saberão amar se perceberem o quanto são amados por mim e pelo Duda. Nosso desejo é que eles sejam saudáveis de corpo e alma. Isso é o que importa. É nisso que focamos nossos esforços diariamente.

Porém temos consciência de que nosso esforço como pais é apenas uma parte diante das escolhas que eles farão no futuro. Afinal, nossos filhos serão influenciados pelo que viverem, pelo meio em que estiverem e pelos próprios pensamentos. O que nos deixa tranquilos é sabermos que fizemos a nossa parte como pais e acreditarmos que isso fará uma grande diferença nas decisões que eles tomarão em sua vida futura.

Um detalhe importante, nesse caso, é que nossos filhos chegaram com alguns valores transmitidos anteriormente, e nosso desafio é mostrar que existem outros valores, a nossa dose de paciência precisa ser maior, assim como nossa consciência mais presente.

[Devemos ser como os girassóis: manter nossa face sempre voltada para a luz.]

A cura do pai

Ser pai, ser mãe, é uma jornada que nos desafia a cada passo,
Uma missão que abraçamos com todo o nosso coração.
É um amor que nasce profundo e cresce a cada dia,
Uma devoção que transcende tempo e distância.

É um sorriso que acalma, um abraço que cura,
Uma presença que conforta e um guia que orienta.
É um orgulho que enche o peito e uma lágrima que cai,
Quando testemunhamos nossos filhos alcançando o céu.

Ser pai, ser mãe, é aprender a dançar a música da vida,
Adaptando-nos às mudanças e aos altos e baixos da jornada.
É ter a paciência de um sábio e a força de um guerreiro,
Protegendo nossos filhos com amor inabalável.

Ser pai, ser mãe, é ensinar valores, disciplina e ética,
Fornecendo aos nossos filhos as ferramentas para o sucesso
 e a felicidade.
É apoiar seus sonhos e encorajá-los a voar,
Ensinando-os a seguir seus corações e nunca desistir daquilo que
 faz sentido em suas vidas.

Ser pai, ser mãe, é um presente, uma bênção divina,
Uma alegria que transcende todas as palavras.
É uma jornada que dura a vida inteira,
Uma missão que devemos cumprir com amor, coragem e orgulho.

TER UM FILHO PODE CURAR A SUA VIDA

Ter um filho é um projeto para durar a vida toda.

No entanto, a fase mais importante tem nome: *infância*. É a partir dela que as principais impressões que a criança passa a ter de si mesma, de seus pais e, por consequência, dos outros seres humanos são formadas e fixadas. É na infância que os filhos, mesmo sem ter consciência, tomam decisões que os afetarão pelo resto da vida.

Milhões de pessoas estão frustradas com a própria vida porque não conseguiram ressignificar a relação que viveram com seus pais quando eram crianças. As feridas ficam escondidas, porém ainda estão abertas e sangram durante a vida adulta. Em algum momento de sua infância, essas pessoas se sentiram abandonadas, desprotegidas, sem carinho ou atenção. Não se sentiram amadas pelas pessoas mais importantes do mundo, aqueles que lhe deram a vida: o papai e a mamãe.

É claro que não podemos culpar nossos pais pelo tratamento inadequado que nos deram, pois é possível que eles mesmos tenham sido vítimas, na própria infância, de um ciclo de desamor que se repetia em nossas famílias. Ou seja, eles não conseguiram nos amar genuinamente porque talvez também não receberam esse amor quando crianças.

Se você me perguntar como me tornei um pai mais consciente, vou dizer que olhei para a minha história, para as minhas feridas, para o quanto me senti abandonado na minha própria infância. Depois, olhei para meus pais, consegui enxergar como foi a infância deles e então acolhi em meu coração a criança que eles foram e os adultos que se tornaram. Passei a minha vida a limpo olhando para meus antepassados e então resolvi olhar para a frente. Mesmo sem saber que seria pai de tantas crianças, eu estava sendo preparado carinhosamente pelo Universo.

Não é apenas a violência, a negligência, o abandono e os maus tratos que causam as piores feridas na alma de uma criança. Existem muitos órfãos de pais presentes. Por incrível que pareça, crianças que são criadas sem limites, com pais que permitem que façam tudo, também se sentem abandonadas.

O que poucas pessoas sabem é que ter um filho pode curar sua própria vida. A paternidade traz aprendizados em uma via de mão dupla, com trânsito intenso nos dois sentidos. Isto é, os filhos aprendem com os pais e estes aprendem com os filhos. E esse aprendizado pode se transformar na cura de feridas antigas que os próprios pais trouxeram de sua infância.

Na verdade, um filho vai trazer situações para que você exercite a paciência, a calma, a sabedoria, a compreensão, o amor e o perdão. Se você estiver consciente de que isso é possível, a relação entre você e seu filho dará frutos maravilhosos para ambos. Portanto, assuma o seu filho como uma bênção em sua vida. Você foi escolhido por ele para que sua vida seja transformada.

[O seu filho é o caminho para que você se torne o ser humano que verdadeiramente deseja ser.]

MESTRES, PATERNIDADE E ESPIRITUALIDADE

Sempre pensei que um mestre fosse alguém que sabia muito mais sobre a vida do que eu, alguém que tivesse percorrido uma longa estrada e, assim, pudesse me contar o que fazer durante a minha caminhada. Com esses ensinamentos eu poderia fazer com que a minha vida fosse mais leve. Imaginava que um mestre me ensinaria com sua serenidade, paciência e calma.

Então decidi ir para a Índia, aprender sobre paciência, espiritualidade e como viver o tempo presente, sem tanta preocupação com o futuro. Minha primeira tentativa não deu certo, porque chegou a pandemia e tive de cancelar a viagem. Mas não desisti. Cultivei o meu desejo de aprender a ser mais paciente, centrado no tempo presente, sem deixar que o conflito externo perturbasse a minha paz. Estava determinado a me tornar uma pessoa mais amorosa, em um mundo onde as relações estão cada dia mais difíceis.

Depois que a pandemia passou, lá estava eu com a viagem marcada, passagem reservada, tudo pago. Finalmente estava pronto para aprender e quem sabe ter a sorte de conhecer o meu mestre ou um guru especial. Eu pedia isso em pensamento, silenciosamente, em cada desafio que a vida me apresentava, em cada estresse vivido no trabalho.

O que eu não imaginava é que o Universo mandaria a Índia até mim. E que meu aprendizado já não duraria apenas alguns dias durante uma viagem, mas duraria uma vida toda. E o mais surpreendente é que não teria apenas um mestre, o Universo me mandaria um grupo deles: cinco crianças que amo e me ensinam dia a dia a ser melhor.

Vejo as pessoas em busca de respostas espirituais, de crescimento, em busca de Deus. Mas sinto que, com o passar do tempo, o homem colocou Deus tão longe, lá no céu. Quando, na verdade, Deus está aqui, ao nosso lado, em especial na presença de um filho amado.

Quando eu tinha 12 anos, o Papa João Paulo veio para o Brasil e, por meio da igreja que frequentava, fui uma das crianças escolhidas para beijar a mão do Santo Papa. Tudo estava preparado até que descobriram que eu tinha sido batizado em outra igreja, que não era reconhecida pelo Vaticano. Por isso, cancelaram a minha participação naquela cerimônia. Senti-me rejeitado e a partir daquele dia me afastei. Eu passava em frente às igrejas e não conseguia olhar para elas e muito menos entrar em alguma delas.

Depois disso, não frequentei mais nenhuma religião, mas ainda gostava dos ensinamentos que recebia sobre Jesus e sobre Deus, que me faziam bem.

Quando meus filhos chegaram, quando ganhei a família com a qual tanto sonhava, me veio uma certeza: os homens que fazem a igreja haviam me excluído, viraram as costas para mim porque eu era diferente – eu sabia que existiam muitas questões pessoais que faziam essa mesma igreja me evitar como um fiel. Porém, a minha certeza é uma só: Deus não me abandonou em nenhum momento. Ele segurou a minha mão e começou a viver dentro do meu coração. Um Deus que permite que eu admire os ensinamentos do Buda e respeite qualquer crença do bem. Que me ama como eu sou.

Por ter sido uma criança que conheceu a dor muito cedo, assim como meus filhos, hoje eu sei que o amor pode curar.

Acredito que nossa existência nos permite contato com seres de diversos níveis de luz e precisamos nos tornar hábeis nessa convivência. Estou convicto de que a relação entre pais e filhos são elos que se formam entre almas diferentes, que podem aprender com essa convivência. É um modo de espiritualidade, conexão, oportunidade de perdão, resgate de débitos passados, aprimoramento da nossa capacidade de amar. Talvez seja por isso que existem tantos conflitos entre pais, mães e filhos, pois estamos todos tendo a chance de melhorar a nós mesmos enquanto aprendemos a respeitar nossas diferenças.

Se você é pai ou mãe, não desperdice a oportunidade de crescer com essa conexão com seus filhos, de exercitar o amor e transformar-se como ser humano. A paternidade é uma chance que o Universo lhe dá para aprender, evoluir e inspirar outros pais a seguirem por esse mesmo caminho. Amar e ser amado e degustar dos bons e simples momentos da vida em família é um dos maiores presentes que o Universo nos dá.

[Lembre-se sempre: Deus não está no céu. Ele está mais perto do que você imagina.]

Como falar sobre Deus com seu filho

A melhor maneira de falar sobre Deus com seu filho é mostrando que Ele está na natureza, no canto dos pássaros, nos raios do sol, na gentileza, no sorriso, na força para passar pelos momentos difíceis, nos bons sentimentos, na gratidão, na cura das enfermidades, na alegria de viver, no abraço sincero, na generosidade, no perdão, no respeito ao próximo e aos que são diferentes de nós, na vida bem-vivida que se encerra com uma boa morte.

Não consigo falar em Deus sem mostrar onde Ele está. E quando mostro tudo isso, não preciso explicar muita coisa. Acredito que aos poucos meus filhos sentirão a presença de Deus que os acolhe em seus braços.

Deus está em várias religiões, que, para mim, servem apenas para nos despertar para essa consciência. Deus está em vários líderes espirituais que passam por aqui e se mostram por meio dos seus exemplos, mesmo que cometam erros.

Quando meus filhos tiverem a consciência da presença de Deus em suas vidas, eles serão livres para decidirem se precisam ou não de alguma religião e poderão fazer as próprias escolhas.

Duda e eu fomos para uma pequena cidade da Indonésia que se chama Ubud, a cidade dos mil templos. Lá, as pessoas constroem seus templos em suas casas, que é o local onde elas fazem suas preces. Nesse lugar aprendi que minha casa deve ser onde o Divino habita.

[Não é simples falar sobre Deus para um filho, mas você pode começar mostrando onde Ele mora e como fazer o Divino habitar o seu lar.]

A SUA GRANDE OPORTUNIDADE PARA MUDAR

Vivemos esperando que o outro mude. É sempre mais fácil apontar o dedo e esperar que ele faça alguma coisa diferente. Isso acontece em todos os tipos de relacionamento e não seria diferente entre pais e filhos.

Como pais, muitas vezes temos expectativas e desejos em relação aos nossos filhos, especialmente em relação ao seu comportamento e desenvolvimento. No entanto, esperar que nossos filhos mudem para atender a essas expectativas pode não ser a melhor alternativa.

É muito mais saudável que você mude primeiro e deixe que seu filho seja ele mesmo. Isso pode envolver mudanças na maneira como se comunica, como demonstra amor e apoio, ou mesmo como estabelece limites e expectativas razoáveis para ele. Quando você menos esperar, ele também se transformará diante dos seus próprios olhos.

Se você acha que algo não está dando certo, não espere que seus filhos mudem seu modo de ser para resolver a questão. Eles ainda sabem tão pouco sobre a vida, alguns não têm nem mesmo a personalidade totalmente formada. Ainda têm muito a aprender, assim como você.

Pais que se concentram em mudar a si mesmos, em vez de tentar mudar os filhos, podem também desenvolver habilidades valiosas, como a empatia, a compreensão e a flexibilidade. Essas competências podem ser úteis em outras áreas da vida, além da relação com os filhos.

Seja sincero com você e assuma o controle da situação nessa relação. Aproveite essa oportunidade única para mudar o que você pode, para evoluir como pessoa e desenvolver novos comportamentos. Sua atitude vai gerar um novo comportamento no seu filho, pois se você mudar o que faz ou como faz, ele com certeza também vai mudar o próprio modo de agir.

Se você quer mudanças na sua relação com seus filhos, não espere que eles mudem. Mude a si mesmo primeiro.

VOCÊ É O ESPELHO PARA SEU FILHO

Seu filho tem você como referencial. A sua imagem é o que ele observa e quer imitar. Porém, é importante entender que ele vai aprender mais com o que você faz do que com o que você fala. Ele está atentamente observando seu comportamento, suas palavras, seus gestos e suas atitudes, para que um dia, cedo ou tarde, copie aquilo que você faz.

Pode ser que em alguns momentos você tenha a sensação de que ele está fazendo tudo ao contrário do que você diz ou faz. Sim, ele quer ter a própria identidade, quer se desassociar de você, mas na essência vai copiá-lo em muitas coisas.

Inclusive, essa imitação que um filho faz de nosso comportamento nos ajuda refletir sobre como nos comportamos. De certo modo, essa é uma grande oportunidade de nos colocarmos do lado de fora de nós mesmos e nos observarmos, entendermos a maneira como agimos e, se necessário, melhorarmos.

Observe quando seu filho está copiando seus gestos, sua maneira de se vestir, suas atitudes e até mesmo o que você fala. E isso você poderá perceber desde cedo. Aqui em casa, agradecemos antes das refeições e muitas vezes eu percebo nosso filho, desde os 4 anos, repetindo minhas palavras do dia anterior.

Os filhos são verdadeiras esponjas, que nos devolvem o que lhe ensinamos, voluntária ou involuntariamente. Portanto, fique atento ao que você demonstra para eles. Seja cuidadoso com o que você lhes diz, mas seja especialmente zeloso com o que você faz diante deles. Porque os filhos tendem a prestar mais atenção no que os pais fazem do que no que dizem. Ou ainda, como disse o famoso escritor norte-americano Ralph Waldo Emerson, "O que você faz fala tão alto que eu não consigo ouvir o que você diz".[8]

---

[8] Essa citação de Ralph Waldo Emerson está em um ensaio intitulado *The monitorial system*, que foi publicado originalmente em uma revista literária americana chamada *The Dial*, em 1838.

[Como pai, lembre-se: o que você faz fala tão alto, que seus filhos não conseguem ouvir o que você diz.]

AME SEU FILHO, MESMO QUANDO ELE DISSER QUE NÃO O AMA

Quando ouvi minha filha dizer que não me amava e que eu não era pai dela, logo respondi: "Eu amo você, a amarei sempre, mesmo que você não me ame o tempo todo". Porque eu sabia que era isso que ela precisava ouvir.

É claro que seu filho, em algum momento, vai acabar dizendo que não o ama, que não gosta de você, que tem raiva e outras coisas desse tipo. Afinal, não dá para ser bonzinho o tempo todo, dizer todos os "sins" que os filhos gostariam de ouvir, preocupado com a sua popularidade como pai ou mãe, com a imagem que seu filho tem de você. E crianças, quando contrariadas, dizem coisas que não são a verdade, dizem coisas sem pensar. Aliás, não são só as crianças que agem assim, não é mesmo?

O amor de pai para filho não pode ser uma troca, do tipo *eu só amo você se você me amar*. Eu amo e pronto. O ato de amar me faz bem e deve me bastar, sem me preocupar se serei amado na mesma proporção. Não é uma competição.

Os filhos precisam de alguém que os lidere, que lhes dê o limite que é necessário. Eles vão perceber, com o tempo, o quanto foram amados recebendo os limites que os pais lhes puseram durante a vida. Com o tempo eles perceberão que os limites eram uma forma de amor.

Se o seu filho disser que não o ama hoje, continue dizendo e demonstrando o quanto você o ama. É nesse momento que ele mais precisa ouvir isso.

Isso é ser pai, isso é ser mãe.

[Quando você ama suas crianças e deixa isso claro para elas, é o que basta. O ato de amar faz bem a todos e é suficiente para conduzir a relação entre você e seus filhos.]

A HERANÇA QUE VOCÊ DEIXARÁ ESTÁ SENDO CONSTRUÍDA

Pode-se demorar muito tempo para entender o que é uma herança de verdade. Imaginamos que se trata apenas de bens e patrimônio. Mas estes acabam, se quem os receber não estiver preparado para administrá-los.

A herança mais valiosa que podemos deixar para um filho é a educação, os bons princípios, a maneira com que trata o outro, a capacidade de resolver os problemas, de encarar a vida, de conviver com o diferente, de caminhar pelo mundo, de se cuidar, de fazer boas escolhas. E isso tudo não tem a ver com dinheiro ou bens materiais.

Não se preocupe se não vai deixar aquele apartamento, carro ou uma empresa para seu filho. A melhor herança é fazer com que ele se prepare para suas conquistas, que tenha a capacidade de fazer as boas escolhas, colocando em prática os seus talentos.

O seu dinheiro pode contribuir para que ele tenha condições favoráveis, mas não garante que se realize. Muito além disso, em termos de valor, está o tempo que você investe com ele agora, as conversas que têm, o exemplo que dá, o amor que oferece, enquanto caminha ao lado de seu filho nesta vida, em especial nos primeiros anos de vida, mas também na fase de vida adulta.

Na minha adolescência e início da fase adulta, eu me comparava com amigos que herdaram algo dos pais e acreditava que não tinha herdado nada. Mas quando me despedi da minha mãe, percebi que tudo o que eu tinha conquistado era porque, de alguma maneira, ela tinha me ensinado. Também aprendi a fazer as pazes com meu pai e descobri que a história deles influenciou a minha vida. Minha herança era a história que eles me passaram e que eu podia mudar dali para diante.

A partir dessa compreensão, tornei-me mais bem-sucedido em tudo e, sem perceber, estava me preparando para também ser pai.

[A melhor herança que podemos deixar para nossos filhos é a nossa história, que é construída dia a dia.]

TENHA TEMPO PARA VOCÊ

Quando ouvir aquela voz chamando você de pai, ou de mãe, sinta qual o significado dessa palavra. Tem dias que você não conseguirá contar quantas vezes será chamado e em alguns momentos terá a impressão de que todo o tempo da sua vida foi doado para seus filhos.

Já ouvi dizer que durante a infância uma criança suga as energias dos pais porque precisam de sua essência para se formarem. Sim! Essa é a sensação que temos algumas vezes, já que os filhos precisam de nós o tempo todo.

Não há como negar: os filhos demandam uma grande atenção dos pais. Basta ter um filho e você saberá do que estou falando. Eles querem você o tempo todo e nem sequer imaginam o mundo sem a sua presença. Então, você consegue imaginar o que significa ter cinco filhos querendo a sua atenção ao mesmo tempo?

É por isso que é tão importante que você tenha tempo para si mesmo. Crie esse tempo: acorde mais cedo ou durma mais tarde, mas reserve tempo para fazer algo por você, para estar sozinho, fazer uma atividade física, caminhar, receber uma massagem, meditar, orar... Tenha esse tempo só para você. Isso é vital se você quer ser um pai realmente equilibrado e centrado no amor que tem para dar aos seus filhos. Isso mesmo: cuide de dar amor e cuidados para si mesmo e você estará mais bem preparado para fazer o mesmo pelas suas crianças.

Cuidar de si mesmo não é egoísmo, mas, sim, uma atitude responsável e benéfica tanto para a própria saúde quanto para a saúde da família como um todo. Cuidar da própria saúde mental e física terá um impacto muito positivo na relação com os filhos.

Quando estamos bem e equilibrados, somos mais pacientes, tolerantes e capazes de lidar com as demandas e desafios que surgem na rotina familiar. Além disso, também estaremos mais aptos a transmitir bons exemplos e ensinamentos para nossos filhos, ajudando-os a desenvolver uma relação saudável consigo mesmos e com os outros.

Então, se você ama seus filhos, cuide de você. Eles precisam ter alguém forte e bem ao seu lado, precisam se espelhar em alguém que se cuide e esteja inteiro para enfrentar os desafios do dia a dia. Quando um filho pede muito a sua atenção, de certa maneira ele também está lhe dizendo que você deve se cuidar porque ele precisa de você.

Mesmo quando você dedicar a maior parte do seu tempo para seus filhos, ainda assim terá a sensação de que precisava ter ficado mais tempo com eles, porque cansa, mas é bom demais. Estão, cuide-se bem para que sua energia lhe permita passar o máximo de tempo possível com suas crianças.

O amor pelos filhos não deve ser desculpa para negligenciar o amor-próprio. Cuidar de si mesmo também é um ato de amor aos filhos, que precisam de alguém forte e equilibrado para guiá-los no caminho da vida.

FAÇA O QUE É ESSENCIAL

Não perca tempo fazendo o que não é essencial em sua vida. É um recado muito simples, mas ao mesmo tempo bastante complexo de se pôr em prática. No entanto, é realmente importante dedicar o seu tempo e a sua energia para coisas e assuntos que realmente os merecem. Faça o que de fato precisa ser feito e deixe de lado as coisas pequenas e insignificantes, ou mesmo que não lhe interessam, que só sobrecarregariam mais o seu dia.

Cuide do seu tempo, da sua agenda, faça as suas escolhas, marque os compromissos que realmente importam. Lembre-se de que se você não cuidar disso alguém o fará por você. Se você não cuidar da sua vida, alguém fará isso em seu lugar.

Em casa, isso também vai acontecer. Seus filhos vão pedir o seu tempo, vão disputar a sua atenção e você precisará decidir o que é essencial. Nesses casos, você precisará considerar o que é essencial para si mesmo e para os seus filhos e a sua família.

Fazer o que é essencial como pai é cuidar daquilo que realmente precisa ser feito, quer seja com as atitudes, com o tempo ou com o consumo. E fazer o que realmente importa e gera benefícios e melhor convivência entre você e seus filhos.

Ocupei um importante cargo público em um dos maiores destinos turísticos do país e, quando fui convidado, deixei claro que não poderia participar de todos os eventos, lançamentos, reuniões e coquetéis que ocorreriam. Eu não desistiria de estar com a minha família o maior tempo possível. Nessa época, tínhamos apenas a primeira filha.

No tempo em que ocupei esse cargo, almocei todos os dias em casa e com a família – é claro que eu morava perto do trabalho, o que facilitou muito. Além do mais, eu não levava trabalho, projetos e e-mails para responder de casa. Comprei um celular exclusivo para falar de trabalho e somente em casos excepcionais eu usava o meu aparelho pessoal.

Como isso é possível? Eu aprendi a cuidar do meu tempo e da minha vida e a delegar e distribuir tarefas, que é a função de um líder.

Depois que chegaram mais quatro filhos, tirei licença desse cargo, fiquei administrando outras atividades profissionais de casa e ainda tinha tempo para escrever, organizar redes sociais e dar muita atenção aos filhos e à família, até que decidi me dedicar à paternidade e contribuir com a formação de mais pais e mães mais conscientes e pacientes.

Tudo é uma questão de escolha e organização, e cada um pode aprender o que é essencial para si e para sua família. Quando você faz realmente o que é importante primeiro, deixando as demais coisas de lado, sobra tempo.

Cuidar da vida alheia, fofocas, futilidades, tragédias, notícias ruins, falar da vida do vizinho, olhar para o passado, costuma gastar muito tempo. É vital se livrar disso para ter mais tempo de qualidade para as pessoas que você mais ama.

[Fazer o supérfluo vai lhe custar um tempo precioso que você poderia estar dedicando ao convívio com seus filhos.]

NÃO SE CULPE TANTO

Ser pai ou ser mãe gera culpa. Culpa pelo "não" que foi dito, pelo grito, pela palavra que não devia ser dada, pela sensação de impotência diante de algumas situações, pelo tempo que achamos que devia ser maior ao lado deles, por ter agido desta e não daquela maneira, pelo limite necessário.

Na verdade, todos gostaríamos de ser pais e mães perfeitos. Só que isso não existe, essa perfeição desejada está longe da nossa possibilidade simplesmente porque somos humanos. O que se pode fazer é dar aos filhos o nosso melhor possível e aproveitar cada erro como base de aprendizado para usarmos nas próximas situações.

Com a nossa primeira filha cometemos alguns erros, os quais já não repetimos com os outros quatro filhos. Mas é claro que sempre cometemos novos erros. É sempre assim: estamos em crescimento e evolução e cada um tem o próprio ritmo. Por isso todos aprendemos uns com os outros.

Não se culpe tanto. A culpa vem e rasga a nossa alma, fazendo com que nos sintamos mal. Mas ela também é um aviso de que algo pode ser mudado, feito de maneira diferente. Porque a mesma situação poderá se repetir, e nessa próxima vez, teremos condições de ter uma atitude melhor.

Importante também é observar que um filho é um ser em movimento e mudança constantes, assim como a própria paternidade em que cada dia se lida com novas situações. Portanto, não é adequado aos pais o sentimento de culpa. O que vale é a disposição para se tornarem melhores a cada dia nos cuidados com seus filhos. Se você acredita que pode ser diferente, melhorar como pai, ser mais amoroso, mais presente, seja assim. Você tem condição de criar filhos com amor e dedicação. Não se culpe tanto pelos seus erros, porque tudo o que passou é aprendizado puro.

Existe uma série de situações que também podemos observar na vida de outras pessoas, que nos mostram como não devemos agir com os nossos filhos. Podemos usar isso tudo como referências para definir nosso próprio comportamento. Como diz um ditado popular, "a diferença entre uma pessoa sábia e uma inteligente é que a inteligente aprende com os próprios erros e o sábio com os erros dos outros".

[*Erros na educação dos filhos são oportunidades de aprendizado. Não se culpe pelos erros cometidos.*]

SEJA HUMILDE, BUSQUE AJUDA

A única preparação que recebemos para sermos pais ou mães é que um dia fomos filhos, então, sabemos como é essa relação do ponto de vista do filho. O pai e a mãe nascem quando nasce o filho, e é a partir desse momento que começa a grande jornada de aprendizado da paternidade.

Para desempenhar essa função é preciso várias aptidões. Às vezes é preciso ser médico, mediador de conflitos, psicólogo, terapeuta, professor, cozinheiro, nutricionista, animador. Definitivamente, é tanta coisa que precisamos buscar ajuda para dar conta de tantos papéis.

Marque um dia para falar com o professor do seu filho, busque um serviço de um psicólogo, se precisar, compartilhe seus desafios com outros pais que possam colaborar de alguma maneira. Você encontrará excelentes profissionais da área da educação e da psicologia que dedicaram anos de suas vidas aos relacionamentos entre pais e filhos e compartilham seus conhecimentos gratuitamente, inclusive nas redes sociais. Portanto, esteja aberto para ouvir outras pessoas, busque ajuda e esteja disposto ao aprendizado que criar um filho exige.

Você só precisa dedicar um tempo a aprender e admitir que é possível se tornar um pai ou uma mãe melhor. Mas antes é necessário ser humilde o suficiente para aceitar que não nascemos mães ou pais experientes e seguros, e que ainda não estamos totalmente prontos para educar nossos filhos com segurança.

Se você consegue arrumar tempo para fazer aquele curso que vai lhe garantir uma promoção no trabalho, então tenha tempo também para se dedicar ao mais importante negócio de sua vida: a sua família. Ela é para sempre.

Depois que nos tornamos pais, tivemos acompanhamento de assistentes sociais, psicólogos, psicopedagogos, todos profissionais muito importantes e comprometidos. Além disso, eu já fazia análise havia algum tempo. Hoje ficamos felizes quando somos citados e seguidos por várias categorias de profissionais que desejam saber como é que a vida em família acontece na prática, como é que damos conta do recado, como nos organizamos perante o desafio. Recebemos mensagens de psicólogas e psicopedagogas que usam em seus consultórios muitos exemplos dados por nós, para inspirar mães e pais.

Não foi do dia para noite que tudo isso aconteceu. Esse é um processo que ainda está em construção. A vida apenas me ofereceu a oportunidade de colocar em prática o que eu buscava em livros, em cursos de especialização, em cargos em que cuidei de pessoas. O Universo já estava agindo havia muito tempo no que se tornaria o maior propósito da minha vida.

[A verdadeira paternidade pode ser medida também pela humildade de reconhecer que não sabemos tudo e pela coragem de buscar ajuda para nos tornarmos o melhor pai possível.]

TUDO PASSA

Evite rotular o seu filho, evite também rotular a si mesmo, como pai ou como mãe. Veja cada dia, cada etapa, cada desafio como uma oportunidade de crescimento e evolução para todos vocês. Sei que é simples dizer, mas não é algo fácil de fazer. Afinal, existem muitas crenças e muitos conceitos errados sobre os comportamentos das crianças.

Pense diferente: entenda e aceite que tudo passa. Tudo tem início, meio e fim. Nada dura para sempre. Por isso mesmo, quando me refiro aos meus filhos e às suas traquinagens, prefiro usar o verbo "estar" ao verbo "ser".

Eu explico: seu filho "não é" bagunceiro, ele "está" bagunceiro; ele não é desorganizado, ele está desorganizado; não é preguiçoso, está preguiçoso; ele não é desinteressado, não é desequilibrado, nem mal-educado... Ele apenas está passando por um momento de sua vida. Afinal, ele ainda está em formação e precisa de tempo até que as coisas se encaixem no seu comportamento, até que ele cresça e amadureça.

Viver um dia de cada vez é uma das lições que meus filhos me ensinaram. Tudo é transitório, é apenas uma fase. Eles crescem, a infância passa, a adolescência voa e eles se transformam em adultos. E tudo segue seu rumo, como deve ser.

No meu caso, sinto-me privilegiado e abençoado. Porque se um filho tem o poder de abrir as portas do nosso coração para que possamos aprender a amar devagarinho, cinco filhos, que tenham um passado emocional a ser considerado, já chegam falando, agitando e reagindo, são capazes de dilacerar o seu coração e evidenciar todo o amor que existe em você.

A relação entre pais e filhos é uma convivência em que se troca muito amor. É um movimento de dar e receber, que pode até começar com muito mais doação, mas com o passar do tempo se equilibra.

Portanto, não se aflija exageradamente com possíveis comportamentos dos seus filhos que o incomodam ou com os quais você não concorda. Se ocupe de amá-los com todo o seu coração e a sua alma e aceite que tudo o que está desajustado vai passar.

DE ONDE EU VIM E QUEM ME TORNEI

Eu tinha uma família perfeita, do tipo propaganda de margarina, com pai, mãe e irmãos todos felizes e com a sensação de que tudo seria para sempre.

Quando comecei a compreender as palavras, minha mãe me contou que, antes de eu nascer, ela tinha tido três abortos. Depois de ter dois filhos, ela engravidou pela sexta vez e eu nasci. Mas ela havia decidido não contar para ninguém de sua gravidez e, até o sexto mês, escondeu a gestação até do meu pai. Nesse mesmo período, ela descobriu que meu pai tinha outra mulher e resolveu beber e fumar até morrer. Eu não estaria aqui não fosse por um médico que a lembrou de que eu morreria junto com ela. Isso a fez mudar de atitude. Ela voltou para casa e, a partir dali, pelos três meses de gravidez que restavam, repetiu que eu seria um vencedor.

Em um domingo chuvoso, minha mãe foi sozinha para o hospital, e eu nasci, em meio às brigas dos meus pais, do alcoolismo e da traição do meu pai.

Cresci ouvindo minha mãe falar mal do meu pai. Ele desapareceu quando eu tinha 6 anos, abandonou a família. Comecei a trabalhar aos 11 e, aos 13, eu estava infeliz por vários motivos: pelo trabalho no supermercado, por achar que gostava de uma menina e não ser correspondido, por gostar de meninos e não poder contar para ninguém. Além de sofrer muito *bullying* na escola e ficar calado.

Então teve um dia em que eu resolvi morrer. Tomei todos os remédios que minha mãe guardava em uma caixa de sapatos, com amostras de bebidas alcoólicas e veneno de matar barata. Resultado: uma semana no hospital, com os médicos dizendo que, ou eu morreria ou ficaria com problemas mentais. Digo que ainda bem que não morri, mas não sei se sou bem certo das ideias (risos).

Por algum tempo dei trabalho para minha mãe e para minha irmã. Vivi com a sensação de que a religião tinha dado as costas para mim, que Deus não me aceitava como eu era, e que nem para morrer eu servia porque não poderia entrar no céu. Hoje eu sei que Deus jamais me abandonou, jamais desistiu de mim, mesmo quando nem eu confiava tanto assim.

Apesar de me dar bem com as mulheres nas amizades e no trabalho, nunca me interessei por elas de outra maneira, desde criança. Cresci silenciosamente um menino gay, em uma época em que era muito difícil falar sobre esse assunto.

Aos 18 anos, sai da casa da minha mãe e, aos 21, terminei a Faculdade de Turismo em São Paulo e fui para Balneário Camboriú (SC) sem nunca ter ouvido falar na cidade. Foi quando, em uma das visitas que minha mãe me fez, uma amiga, de uma maneira muito direta, contou a ela que eu era gay. E ela me encarou por um momento e depois perguntou se era verdade. Eu comecei a rir e disse que sim. A reação dela foi dizer que sempre desconfiou e que eu era o filho dela de qualquer maneira.

Mais tarde, minha irmã questionou por que eu sofri sozinho e sem falar por tanto tempo. Eu fui acolhido carinhosamente pela minha família, e era isso o que importava. A opinião dos outros a esse respeito nunca ocupou um lugar de destaque na minha vida, sempre foi uma questão muito pessoal, sem necessidade de explicações, enfim, a intimidade de cada um deve ter um lugar certo.

Tornei-me um empreendedor aos 25 anos e, na mesma época, meu pai reapareceu na minha vida. Foi um choque conhecer alguém de quem eu tinha vaga lembrança, e eu aprendi que a convivência é fundamental para a criação de vínculos. Após o primeiro encontro, mantive contato com meu pai e, sempre que possível, gostava de ouvir a versão dele sobre tudo o que tinha acontecido, queria saber sobre a infância dele e por que ele tinha deixado a nossa família. E foi ouvindo que eu consegui entender os motivos e, com o tempo, perdoá-lo – mesmo porque ele se sentia culpado e também tinha sido vítima de uma história, de um ciclo que se repetia.

Aprendi que as pessoas reagem de modo diferente perante uma mesma situação. Cada filho processou o retorno do meu pai de uma maneira. Eu escolhi a minha: perdoei por meio da compreensão e resolvi me libertar e libertar meu pai, e, assim, segui meu caminho.

Foi em Santa Catarina que me realizei profissionalmente no mercado de eventos turísticos e como palestrante e escritor. Alcancei projeção em rede nacional quando fiquei conhecido como o Cupido Brasileiro, especialista em paixão. Depois, atuei por 18 anos no mercado corporativo, falando sobre paixão como mola propulsora do sucesso profissional. Conquistei a tão sonhada liberdade financeira para não precisar trabalhar mais, mas continuei trabalhando, porque o trabalho sempre fez eu me sentir vivo.

Aos 40 anos, depois de uma separação de um relacionamento de 15 anos, eu queria um tempo para viver solteiro por pelo menos um ano. Fiquei dois meses no Canadá e, quando voltei, conheci o Duda, o grande amor da minha vida, em uma sala de bate-papo na internet. Foi amor à primeira vista e foi então que aprendi que não temos controle sobre as coisas do coração.

O Duda, que também tem uma história de dificuldades, nascido de uma mulher que ficou viúva de um marido alcoólatra e criou seus oito filhos sozinha, uma mãe solo, como tantas que existem no país.

Começamos trabalhar juntos poucos meses após nos conhecermos, e continuamos até hoje nesse convívio integral sem nenhuma briga, apenas com discussões leves que nunca levaram ao desrespeito ou qualquer tipo de violência.

Nos casamos em 2013, assim que a lei permitiu. Tornamo-nos pais de uma menina de 8 anos quando a lei permitiu a adoção por pessoas do mesmo sexo. E, depois de seis anos, reunimos seus irmãos biológicos.

A sensação de uma família feliz que eu tinha antes dos 6 anos ficou guardada nos meus desejos mais profundos e, depois de tanto tempo, descobri que ela é possível e deve ser construída pelos pais com muita sabedoria e resiliência. Momentos difíceis fazem parte da existência humana, e o ambiente familiar é o porto-seguro de que tantos falam.

Hoje temos uma família afetiva, porque nossos laços são baseados no amor, mesmo que não tenhamos nenhum vínculo biológico entre pais e filhos. Uma família nada convencional, assim como um mundo tão diverso que se apresenta, e uma família real, com todos os sabores e dores que a vida traz.

Entendemos que por muito tempo nossos filhos não faziam parte dos nossos planos pessoais, mas que eles sempre foram parte de um projeto Divino. Com toda a certeza, é Deus quem está por trás de toda essa história.

De alguma maneira, acreditamos que o Universo nos preparou o tempo todo para sermos pais, como se houvesse um plano definido sem que soubéssemos o porquê de cada etapa de nossas vidas.

Desde a ausência do pai na infância, à busca pelo sucesso profissional, pela liberdade financeira, pelo autoconhecimento, o interesse pelos relacionamentos afetivos, entender por que alguns casamentos davam certo e outros não, por ter começado como recreacionista em um hotel, por ter sido diretor de um parque de diversões, tudo me levava para um único caminho: SER PAI, a maior missão da minha vida.

Quando tudo aconteceu, com a chegada dos filhos da noite para o dia, eu estava certo de que era a pessoa certa, no lugar certo e na hora certa, à espera das crianças certas. Me senti graduado, mestrado, doutorado, PHD, a ponto de poder tratar a paternidade como ciência, a PAICIÊNCIA.

Todo esse conhecimento prático, adquirido por meio da minha história, da minha vida, e completado com a experiência prática vivida por mim e pelo Duda com os cinco filhos, não poderia ficar guardado apenas entre as paredes da nossa casa.

Sentimos que era preciso compartilhar nosso modo de encarar a paternidade de maneira consciente, responsável e paciente, então, resolvemos abrir um perfil nas redes sociais que, em poucos dias, alcançou milhões de pessoas quando nossa história foi conhecida por seguidores de vários países, além das matérias na televisão e em revistas.

Percebemos que existiam milhares de mães e pais em busca de soluções práticas para criarem seus filhos e que, de certo modo, reuníamos essas informações na nossa maneira de viver e compartilhávamos isso de maneira espontânea. Só que as pessoas queriam saber mais, e por isso decidi reunir todas as anotações que tinha desde a chegada da Maria, com toda a experiência vivida com os irmãos, e transformei em um livro e em programas de apoio à mães e pais.

A paternidade passou a ser a nossa missão de vida, o nosso foco diário, e temos certeza de que, com os depoimentos que recebemos diariamente, estamos fazendo exatamente o que o Universo planejou quando fomos trazidos para este mundo.

[Não importa as curvas que percorremos, mas temos a sensação que este é o nosso destino neste plano.]

QUER SER UM BOM PAI? PERDOE SEUS PAIS E NÃO COMETA OS MESMOS ERROS

Parece fácil falar sobre perdoar os pais, mas não é algo tão simples assim. Afinal, era de se esperar que as pessoas que o trouxeram até este mundo, ou que você escolheu para serem seus pais, fizessem o melhor por você, lhe dessem amor, carinho e proteção e jamais o abandonassem em qualquer situação. Era esperado que essas pessoas não o violentassem de maneira alguma, não o julgassem e sempre estivessem ao seu lado para estimular seus talentos. Eles eram seus pais, as pessoas que deveriam fazer com que você se sentisse amado verdadeiramente e a quem também amaria. No entanto, sabemos que nem sempre é assim.

Na verdade, os pais não são perfeitos e eles erram bastante. Muitos não estavam nem preparados para a missão da paternidade, outros foram vítimas dos próprios pais: eles podem não ter recebido amor suficiente em sua própria infância e então não aprenderam a amar.

É grande o número de pessoas que frequentam consultórios em busca de cura para a alma porque não conseguem admitir quanta raiva guardam dos pais e o quanto sofreram caladas. Porque se sentir raiva já não é legal, então imagine sentir raiva dos pais. É como um pecado mortal. A raiva então fica guardada.

Existe quem diga ter perdoado seus pais, mas ainda guarda toda a mágoa do passado, porque perdoar é muito diferente de esquecer. Por muitos anos, eu vivi lamentando a ausência do meu pai e repetindo que eu tinha sido abandonado por ele. Como pode alguém com esse sentimento dizer que perdoou? O perdão não é algo que você necessariamente precisa falar ao outro, mas deve acontecer dentro de você. Como quando você precisa perdoar alguém que já morreu: enquanto você não perdoa, tem a sensação de que o outro se hospeda no seu coração, e isso pesa muito. Você vive refém do outro que vive em você.

Meu pai voltou vinte anos mais tarde para pedir perdão, porque sentia que tinha fracassado conosco. Demorei um tempo para entender que o problema era entre ele e a minha mãe, e não comigo. Perdoei meu pai porque decidi me colocar no lugar dele e entendi que ele tinha sido um pai possível, por mais que tivesse errado. Ele me deu a vida, e eu me tornei quem sou.

O perdão só pode ser considerado quando nossa alma entende que estamos livres. Se você quer mesmo ser um bom pai ou uma boa mãe, perdoe os seus pais, mesmo que eles não estejam mais aqui.

Dê esse direito a você mesmo: perdoe e se liberte.

> [Quando você conseguir perdoar seus pais, já estará em um excelente caminho para se tornar um pai ou uma mãe melhor.]

SUA FAMÍLIA É ÚNICA

Você é um ser único. Não existe outro igual. Você até pode encontrar alguém fisicamente parecido com você, mas a semelhança para por aí. Ninguém viveu tudo que você viveu, teve as mesmas situações e experiências, o mesmo pai e a mesma mãe... Portanto não existe ninguém como você. Agora, imagine que a sua família é um lugar de pessoas únicas, convivendo e dividindo o mesmo espaço. Essa deliciosa mistura é o que faz a vida valer a pena e, ao mesmo tempo, a torna uma experiência tão interessante.

É claro que é preciso fazer ajustes, colocar algumas regras, estabelecer alguns limites para que essas pessoas diferentes se respeitem e consigam conviver de uma maneira prazerosa.

Um filho deixa bastante claro quanto somos diferentes uns dos outros. Ele possivelmente não vai gostar das mesmas coisas que você, não terá a mesma cor favorita, não seguirá os mesmos estilos musicais, tudo isso porque tem vida própria e não é cópia de você. Justamente por essa razão, o filho precisa buscar e encontrar a própria identidade.

As diferenças entre pais e filhos geralmente ficam mais evidentes na adolescência, quando o filho deseja ser diferente de tudo que os pais são, buscando se desligar de suas origens para encontrar a si próprio.

Sim, sua família é única e cada membro dela tem sua individualidade exclusiva. Mas não se preocupe, porque, mesmo nas fases mais rebeldes de seus filhos, pode ficar tranquilo que eles não se desgarrarão da família. Acredito muito que o aprendizado e os princípios que eles obtiveram com você ficarão no DNA emocional de cada um deles.

Minha família tem mostrado que, além de ser única, é feita de pessoas únicas, exclusivas e inteiras, que se completam e se respeitam nos mais variados momentos.

CONSTRUINDO UM MUNDO MELHOR A PARTIR DA SUA CASA

Assim como eu, as pessoas do bem que conheço querem construir um mundo melhor. E a nossa casa, com a nossa família, é onde tudo deve começar. Todos os dias podemos escolher em que mundo queremos viver dentro de nossa casa.

Imagine que sua casa seja uma amostra exata e em pequena escala de um mundo inteirinho. Como você a descreveria? Ela é um lugar de paz ou de conflitos? De entendimento, crescimento, amor e união? Os conflitos são resolvidos ou são ignorados até se transformarem em guerra? Você, como o líder, preza pela organização e pelo respeito entre as pessoas? É um lugar de gratidão?

Eu tenho o hábito de proferir algumas palavras antes de dormir. Cheguei certo dia ao quarto das minhas filhas e disse: "Eu declaro a paz, a harmonia e a alegria nesta casa. Desejo que nossa família seja feliz". Isso não significa que no nosso pequeno mundo tenha paz e harmonia o tempo todo, mas na maioria do tempo buscamos esse objetivo.

Como pais ou mães, precisamos assumir a reponsabilidade por esse pequeno mundo que chamamos de família ou lar, precisamos declarar a paz, a harmonia, a felicidade, o entendimento entre as pessoas que fazem parte do nosso convívio familiar. Precisamos promover abraços, pedidos de perdão e risos.

Se você deseja um mundo melhor, comece com o que tem em casa, com as pessoas que vivem bem pertinho de você. Mesmo que existam crises e momentos difíceis em seu lar, o que também faz parte do convívio em família, faça questão de promover a paz. A sua casa precisa ser o melhor lugar do mundo para se estar.

Você tem todo direito de reclamar do prefeito da sua cidade, do governo, do presidente, dos dirigentes do seu país, do seu patrão, mas quem precisa liderar a paz e a harmonia dentro da sua casa é você mesmo. Não delegue isso a mais ninguém. Afinal, se cada um dentro de nossa casa fizer a sua parte na busca pela harmonia, os resultados serão sempre maiores e mais surpreendentes.

[Se queremos um mundo mais justo e sustentável, precisamos começar a fazer escolhas responsáveis em nossa própria casa.]

Sua família é única e repleta de seres humanos diferentes entre si. E essa deliciosa mistura é o que faz a vida em conjunto valer a pena.

PAI, O QUE VOCÊ QUER SER QUANDO CRESCER?

Minha filha Ellen aos 10 anos me fez essa pergunta. No começo, pensei que era pela minha estatura, mas depois entendi que era porque ela imaginava que eu ainda estava crescendo, que era tão criança quanto ela e que ainda poderia ser algo mais, além do que eu já era.

Mal sabia ela que eu já tinha crescido, feito muitas coisas e que ser pai poderia ser uma das coisas que mais me interessavam, que eu queria fazer isso para sempre. É isto mesmo: desejava ser e me aprimorar como pai, como um objetivo que exige que se trabalhe com total dedicação para alcançá-lo. E que trabalho! Claro que não estou sozinho nessa missão, mas é realmente uma quantidade enorme de trabalho. É prazeroso, mas não deixa de dar trabalho.

A questão, portanto, é que quero continuar a evoluir e a crescer cada vez mais como pai, porque isso me faz realmente grande, o maior de todos os seres, alguém responsável, conectado, ligado, inspirado, apaixonado pela vida e pelos filhos que tenho. E ainda quero ser avô dos filhos de meus filhos, porque dizem que quando nasce um neto nós revivemos todas as sensações de ter sido pai.

Quando eu crescer, quero continuar sendo pai, quero ser avô... E isso já me faz feliz e realizado.

SER PAI É DEMITIR O SEU LADO EGOÍSTA

Ser pai e ser mãe é deixar de olhar apenas para si mesmo, para seus interesses, seus gostos e para a realização dos próprios desejos. Você passa a trabalhar duro para contribuir com a construção de um mundo melhor, que possivelmente não será habitado por você e sim pelos seus filhos. É querendo dar a eles um mundo mais justo e bom para se viver que você passa a se esforçar. Isso significa que deixa de ser egoísta e de pensar apenas em si.

Ser pai é oferecer o seu melhor pelos filhos, é dar seu tempo, doar grande parte da sua vida para construir algo que dê a eles mais conforto, segurança e qualidade de vida. Essa doação o faz um ser humano melhor, pois nela há algo de divino, existe uma força que só quem se doa verdadeiramente pode sentir.

Ser pai é algumas vezes abrir mão de fazer algo que gosta para oferecer mais tempo livre junto aos filhos. É escolher um restaurante ou um passeio que já não atende mais apenas o seu desejo, mas que possa fazer feliz suas crianças e aquecer o convívio em família.

Por outro lado, ser pai não significa dar tudo que o filho quer, ou dar a ele tudo que você não teve na sua infância. Um pai consciente deixa o filho sentir falta de certas coisas e o deixa se frustrar, porque a falta é a mãe do desejo, e isso nos impulsiona para a vida.

Lembro-me de uma mensagem que recebi, de pais que diziam que não deram aos filhos apenas uma casa, roupas e educação: doaram suas vidas em prol da vida deles. Isso é o que eu chamo de ser pai e ser mãe. Quando se é pai ou mãe de verdade, não há espaço para o egoísmo em sua vida.

> [Ser pai ou mãe é demitir o lado egoísta que existe em cada um de nós.]

NÃO FAÇA DA PATERNIDADE UM FARDO

Existem pessoas que vão ao trabalho com cara de quem está indo para o inferno. Do mesmo jeito, há pessoas que torcem o nariz para a paternidade e a maternidade, como se isso fosse um verdadeiro suplício.

Se você optou por não ser pai ou mãe, essa é uma escolha sua e merece respeito. Mas se decidiu ser pai, ou ser mãe, então não seja um pai ou uma mãe que faz dessa tarefa um fardo a ser carregado.

Alivie esse peso. Filho é para toda a vida e não deve ser visto como fardo. Se em algum momento você sentiu que pesa, é porque ser pai o está fazendo mais forte e resistente. Quem disse que ter filhos seria fácil? Existem dias que as obrigações se tornam pesadas, sim, mas você não pode deixar que todos os seus momentos sejam assim. Existem muitas razões para que você se sinta feliz por ser pai.

Não lamente as dificuldades e a responsabilidade dessa missão. Você é um canal para que a vida continue, para que os homens evoluam. Tudo isso acontece por meio da paternidade e da maternidade.

Seu filho representa a sua continuidade, a evolução da nossa espécie. Existe graça nisso, existe missão e propósito de vida. Existe algo de divino e que precisa ser encarado com amor, alegria e aprendizado. Se você conseguir ter esse olhar para a paternidade, ela deixará de ser um peso e passará a ser uma bênção na sua vida.

Nos momentos mais difíceis, pare, pense e perceba que a paternidade é uma escola, é mais uma etapa a ser cumprida na sua existência. Busque a leveza, coloque um sorriso nos lábios, ative o bom-humor, dê risadas de si mesmo. Também não busque acertar sempre, se permita errar, porque nenhum pai ou mãe é perfeito.

Alivie o peso que você mesmo coloca sobre seus ombros. Seja suave no cumprimento da paternidade e tenha paciência. Mais para frente, em um futuro próximo, você poderá olhar para os dias de dificuldades que se passaram com a sensação de dever cumprido. E vai perceber que tudo aquilo que possa ter parecido pesado demais era parte de um processo em que você ganhou asas para poder voar mais alto.

[Ser pai ou ser mãe nos faz sermos um pouco como os anjos da guarda.]

EXISTE ALGO DIVINO NA CRIAÇÃO DE UM FILHO

Hoje, entendo que um filho é um presente divino, valioso, que o universo nos dá e que traz muitas bênçãos e oportunidades para os pais e para toda a família. É uma confirmação da continuidade da vida e da esperança de um futuro melhor. Aqueles que não percebem isso perdem uma grande oportunidade de viver com mais plenitude e amorosidade, além de de crescer muito como seres humanos.

E os filhos rebeldes, que fazem escolhas duvidosas, dão trabalho para toda a família? Esses são oportunidade de aprendizado e mais uma vez a possibilidade de exercitar amor e compreensão. Esta é uma vida para nossa evolução, e isso não está limitado aos momentos de harmonia e entendimento.

Ao olhar para a humanidade, tenho a impressão de que existe algo errado. Guerras, conflitos, ganância, brigas pelo poder, violência, desequilíbrio, egoísmo, individualismo. Existe até uma frase muito comum hoje em dia que afirma que "a humanidade é um projeto que não deu certo".

Essa é uma visão bastante pessimista sobre a nossa espécie, que até parece justificável. Porém, embora seja verdade que a humanidade tenha cometido muitos erros e enfrentado muitos desafios ao longo de sua história, também é importante lembrar que somos capazes de expressar bondade, compaixão e amor. É necessário se conscientizar de que também somos capazes de grandes conquistas e atos nobres.

De fato, o meu olhar pessimista muda quando encontro uma mãe ou um pai dedicando grande parte da sua vida para um filho, cuidando, protegendo, fazendo o que pode para que aquele ser tenha uma vida digna. Então percebo que ainda podemos acreditar na humanidade.

Mães e pais que saem cedo de casa, deixam filhos na creche, vão para o trabalho, voltam tarde, chegam em casa, organizam tudo e acompanham a lição de casa. E na manhã seguinte, começam de novo a mesma rotina. E quando o filho adoece, então, pais e mães se desdobram nos cuidados com a criança. E nos finais de semana, quando se esperava descansar, ficam com os filhos, brincam, fazem os programas deles e se organizam com a esperança de recuperarem suas baterias para começar uma nova semana.

Filhos, seria mais fácil não os ter. Mas se não os temos, fica o vazio de algo que poderia ter sido aprendido nesta vida e não se aprendeu. Mas tê-los também não é garantia de aprendizado, pois tem quem foge dessa missão.

Um filho é a prática do amor. É o "Amai-vos uns aos outros", na prática. É a oportunidade de colocar o egoísmo de lado e fazer algo pelo próximo, como se você pegasse um tanto do tempo da sua vida e depositasse na vida do outro. É a oportunidade da empatia, de sentir a dor do outro e colocar a compaixão em prática, fazendo algo para que o outro evolua. É conviver com a impermanência e praticar o desapego quando eles estão prontos para a partida, para seguir com suas vidas.

Quem segue firme e presente na condição de pai ou de mãe entende que existe algo de divino e iluminado no seu ser. Quem segue determinado e resiliente na missão de ser pai provoca uma diferença positiva no mundo, pois pais melhores podem construir uma humanidade com menos conflitos.

Nesse ponto, mora o principal motivo de ter exposto nossa família, nossos erros e acertos, nossas vivências, para milhares de pessoas: por acreditar que a vida nos preparou de tal modo que não poderíamos ser egoístas e pensar apenas no bem-estar da nossa família quando existem milhares de crianças desejando pais melhores e mais presentes e que o mundo depende de pais e mães mais preparados.

> [*Um filho é a prática do amor. É o "Amai-vos uns aos outros" colocado em prática.*]

NÃO DEIXE PARA SE ARREPENDER QUANDO ESTIVER NO FIM...

Aos 30 anos, eu tive um ataque do pânico e fiquei com muito medo de morrer, como se a morte estivesse me perseguindo o tempo todo e fosse me pegar em qualquer esquina. Quem já passou por isso sabe do que estou falando.

Na verdade, essa experiência me ensinou que eu não tinha medo da morte, mas tinha medo de uma vida mal vivida. Era algo muito mais assustador do que a própria morte, a sensação de nunca ter vivido de verdade, de chegar ao fim dos meus dias sem ter tido uma vida com propósito, sem ter contribuído com algo que desse significado maior à minha existência.

Definitivamente, eu não queria ter a sensação de que desperdicei a minha vida em coisas que não faziam sentido, porque sabia que no momento da morte não levaria nada que fosse material.

Então comecei uma busca que levou anos, procurando algo que realmente fosse significativo para mim, para combater essa sensação de vazio existencial que me assombrava. Essa busca me levou à compreensão e ao desejo de ser pai.

Não me tornei pai do dia para a noite, mas hoje tenho certeza de que tudo conspirou para que pudesse me dedicar a essa missão.

Acredito que a paternidade representará a continuidade do meu "eu" melhor, se viver com dedicação e presença. Da mesma maneira que imagino que o processo natural da vida seja partir antes dos filhos para que eles deem continuidade ao que plantamos neste mundo.

Com meus filhos, sinto que minha existência não se encerra aqui. Mesmo que eu não esteja presente para ver a continuidade do que plantei, acredito que minha partida será leve porque dei importância ao que era valioso e aprendi a abrir mão do que não era essencial, desapeguei e me libertei.

Hoje, tenho plena certeza de que a presença de meus filhos dá um sentido único à minha vida, a ponto de eu poder olhar para trás e dizer: valeu a pena.

Essa mesma sensação eu gostaria que você tivesse durante a sua jornada.

Já ouvi algumas pessoas que trabalham na área médica comentando sobre os maiores arrependimentos do ser humano na hora de partir e nenhuma delas me disse que era o saldo bancário, o carro, ou a casa que estavam deixando. O que mais as pessoas lamentam quando sabem que estão próximas do fim é de não terem passado mais tempo ao lado da família e das pessoas que amavam verdadeiramente.

Pode ser que esse tenha sido o meu grande susto tendo um ataque de pânico aos 30 anos, o meu medo era partir sem ter vivido o que compartilhei com você até aqui, sem ter encontrado meus filhos para dar o amor que morava dentro do meu peito. Partir sem ter amado como pai, seria para mim, o mesmo que não ter vivido.

Se você é pai ou mãe, saiba que ainda há tempo de se tornar alguém melhor, não faça parte das estatísticas das pessoas que se arrependem quando a vida não pode mais dar uma segunda chance e o tempo não pode voltar para quando seus filhos ainda eram crianças e queriam apenas um pouco mais de atenção, um carinho, um colo, uma palavra amigável.

Se existe um dia em que você pode mudar, é hoje, é agora. Faça deste livro o começo da sua grande transformação. Faça pelos seus filhos, faça por você e por uma geração de pessoas com mais humanidade.

Eu acredito que ainda existam pessoas capazes de amar.

Ser um bom pai ou uma boa mãe representa a continuidade do seu "eu" melhor.

Este livro foi impresso em papel pólen bold 70g
pela gráfica Edições Loyola em julho de 2023.